rororo

Men's Health

Peter Spork

DAS SCHNARCHBUCH

Legenden, Auslöser, Gegenmittel

Rowohlt Taschenbuch Verlag

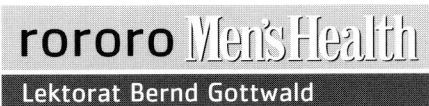

rororo Men's Health

Lektorat Bernd Gottwald

2. Auflage Februar 2002

Originalausgabe
Veröffentlicht im Rowohlt Taschenbuch Verlag GmbH,
Reinbek bei Hamburg, Oktober 2001
Copyright © 2001 by Rowohlt Taschenbuch Verlag GmbH,
Reinbek bei Hamburg
Redaktion Heike Herrberg
Umschlaggestaltung Barbara Thoben
(Foto: pwe Kinoarchiv Hamburg)
Illustrationen Gerda Raichle
Innengestaltung Daniel Sauthoff, Hamburg
Satz Photina MT und Avenir (PostScript)
auf QuarkXPress 4.0
Gesamtherstellung Clausen & Bosse, Leck
Printed in Germany
ISBN 3 499 61155 4

Die Schreibweise entspricht den Regeln
der neuen Rechtschreibung.

Wichtiger Hinweis:

Die Ratschläge in diesem Buch sind nach bestem Wissen und Gewissen sorgfältig erwogen und geprüft worden. Es wurde versucht, den aktuellen Stand der Forschung aufzuarbeiten. Doch zum einen schreitet die Forschung unentwegt voran, zum anderen stellen die Informationen und Ratschläge keinen Ersatz für die medizinische Betreuung dar. Eine Haftung für den Eintritt des Erfolgs oder eine Haftung für Personen-, Sach- oder Vermögensschäden, die sich aus dem Gebrauch oder Missbrauch der in diesem Buch dargestellten Methoden oder sonstigen Hinweise ergeben, ist für Verlag, Autor und / oder deren Beauftragte ausgeschlossen.

Geschützte Warennamen werden nicht besonders kenntlich gemacht. Aus dem Fehlen eines solchen Hinweises kann nicht geschlossen werden, dass es sich um einen freien Warennamen handelt.

Ruhe bitte!
Ein Vorwort

«Lache, und die Welt lacht mit dir. Schnarche, und du schläfst allein.» Anthony Burgess

Kürzlich erfuhr mein Partyleben eine aufregende Wende. Auf die Frage «Was machst'n eigentlich?», antwortete ich: «Ich schreibe ein Buch über das Schnarchen». Wer hätte die Reaktion vorausgeahnt? Riesengroßes, ungeheucheltes Interesse brandete mir entgegen. Jeder und jede kannte jemanden mit Schnarchproblemen oder wusste eine Geschichte von schnarchenden Monstern auf Campingplätzen, in Autoreisezügen oder Nachbarwohnungen zu erzählen. Es vibrierte, röchelte, sägte und gurgelte aus zig Kehlen. Und alle wollten etwas von mir wissen: «Ist das eigentlich gefährlich?» – «Wie laut kann das werden?» – «Was kann man dagegen tun?»

Zugegeben: Es ist schön, im Mittelpunkt zu stehen, und das tut man fast immer, wenn man sich als «Schnarchexperte» outet. Doch: Alle interessieren sich für die Sägerei – keiner tut's. Alle lachen drüber – keiner gibt's zu. Da kann etwas nicht stimmen. Wo ist das Bäume fällende Drittel der erwachsenen Deutschen geblieben? Hocken die abends alle vor der Glotze? Schlafen sie wirklich allein?

Schnarchen ist in. Schnarcher sind out. Wer traut sich da schon, sein Leiden zuzugeben. Dabei sollte sich allmählich herumgesprochen haben, dass man etwas gegen die Sägerei tun kann, dass man sogar etwas dagegen tun sollte. Mindestens 800 000 Bundesbürger leiden an einer potenziell lebensbedrohlichen, besonders ernsten Form des Schnarchens.

Es wird Zeit umzudenken. «Ruhe Bitte!», müsste es den Lästermäulern entgegenschallen. Weil sie aber ohnehin nicht schweigen werden, will ich mit diesem Buch wenigstens ihre Neugier befriedigen. Mit einem weitaus freundlicheren «Ruhe Bitte!» möchte ich aber auch die vielen vielen Schnarcher auffordern, etwas gegen ihr Leiden und damit für ihre Gesundheit zu tun. Dieses Buch will dabei helfen.

Was soll die Sägerei?
Wissenswertes rund ums Schnarchen

Ein Drittel seiner Zeit verbringt der Mensch im Schlaf – am liebsten ungestört. Warum lässt es die Natur dann zu, dass die Hälfte aller Männer schnarcht, die einen oft und laut, die anderen leise und gelegentlich, manche mit gefährlichen Atempausen, manche harmlos, fast gemütlich schnorchelnd?

Sehr wahrscheinlich passierte es irgendwo in Afrika, vor rund hunderttausend Jahren: Satt, müde und zufrieden legte einer der ersten Menschen den Faustkeil beiseite. Das Mammut war zerlegt, die schmackhaftesten Fleischfetzen verschlungen. Doch der Mensch war zu faul, um zur Schlafhöhle zurückzukehren, und beging einen fatalen Fehler: Er bettete sich in den Schatten des Busches, der gut hundert Meter vom Kadaver des zotteligen Urviechs entfernt wuchs, und schlief ein. Das verwesende Mammut lockte zahlreiche Tiere an – auch gefährliche. Einige wurden nicht satt. Und es passierte, was passieren musste: «Hä chrrrrr, hä chrrrrr, hä chrrrrr», schnarchte der Jäger. Er hatte keine Chance.

So könnte es gewesen sein, als der erste Mensch Opfer seines Schnarchens wurde. Er ist auf jeden Fall nicht der Einzige geblieben: Überraschte Liebhaber, aufgespürte Flüchtlinge, erschossene Soldaten folgten – wie viele es insgesamt waren, weiß niemand. Im nordamerikanischen Unabhängigkeitskrieg um 1780 mussten schlafende Soldaten Uniformen tragen, auf deren Rückenseite Kanonenkugeln eingenäht waren. Dadurch konnten sich die Kämpfer nicht auf den Rücken drehen. Sie schnarchten seltener und verrieten sich weniger leicht dem Feind.

Bis heute wird das Einnähen von Gegenständen in den Schlafanzug als probates Antischnarch-Mittel empfohlen. Allerdings sind eher zivile «Projektile» wie Tennis- oder Golfbälle angesagt. Wer dann Stunden wach liegt, weil er auf der Seite einfach nicht einschlafen kann, schließlich trotz Tennisball in Rückenlage vor sich hin schnarcht und am Morgen mit heftigen Kreuzschmerzen aufwacht, stellt sich vermutlich eine Frage, auf deren Antwort schon Millionen vor ihm vergeblich warteten: Warum schnarcht der Mensch? Auch die Sippe des gefressenen Jägers wird fassungslos nach dem Sinn der Sägerei gefahndet haben und die übermüdete Partnerin meines Hotelzimmernachbarn im letzten Urlaub sowieso.

Warum lässt die Natur die erbärmliche Sägerei bloß zu? Auf diese Frage gibt es keine befriedigende Antwort. Dem Schnarcher muss der Hinweis genügen, dass seine nächtliche Ruhestörung auf eine Fehlfunktion der Atemwege zurückgeht, die offenbar nicht gefährlich genug ist, um von der Evolution ausgemerzt worden zu sein.

Schnarch-Tabus.
Schweigen über den Krach

Gibt es dem schnorchelnden Geräusch wenigstens etwas Positives abzugewinnen? «Männer müssen schnarchen, weil sie ihre Frauen vor den wilden Tieren beschützen müssen», rechtfertigt sich der Verpackungsdesigner Julius Armbrust gegen Ende des Erfolgsfilms «Männer». Manch einer findet die Sägerei gemütlich. Und tatsächlich sollen einige Kinder besser schlafen, wenn sie ihre Eltern schnarchen hören. Doch wiegt das schwerer als das Schicksal Abertausender gequälter Menschen?

Ein Drittel seiner Zeit verbringt der Mensch im Schlaf. Am liebsten ist er dabei ungestört. Doch muss er sich meist taub stellen: Gut 50 Prozent aller älteren Männer und Frauen schnarchen, schätzen Experten. Betrachtet man alle Erwachsenen, vibriert bei einem Drittel nachts der Rachen. Und doch wird über die Schlafgeräusche oft geschwiegen. «Schnarchen war lange Zeit ein Tabu», beklagt Dr. Josef Wirth, Schlafmediziner in Alfeld, der einiges dafür getan hat, dass die Schnarcherei aus der Unpopularität herausfand: Er gründete im Februar 2000 das erste Schnarchmuseum der Welt, und seit 1993 betreut er eine der ersten Selbsthilfegruppen für Extremschnarcher in Deutschland.

Rekorde.
Schnarchen, so laut wie eine Autobahn

0 dB	Hörschwelle	
10 dB	leises Rauschen	schwaches Atmen
20 dB	Flüstern	normales Atmen
30 dB	schwacher Verkehr	schweres Atmen, Keuchen
40 dB	normales Gespräch	Übergang zum Schnarchen
50 dB	normale Musik	störendes Schnarchen
60 dB	laute Musik	Sie schlafen nur noch alleine
70 dB	starker Verkehr	man tuschelt im Viertel über Sie
80 dB	laute Schreie	sogar die Nachbarn schicken Sie zum Arzt
90 dB	lautes Autohupen	im Schlaflabor läuft das Personal zusammen
100 dB	ungedämpftes Motorrad	Glückwunsch: Sie haben alle bisherigen Schnarchrekorde gebrochen
120 dB	Presslufthammer in 1 m Abstand	
130 dB	Schmerzschwelle	

Tabelle 1: Schnarchlautstärken im Vergleich

Wundern Sie sich nicht, wenn Ihre Nachbarn Sie nach einer durchschnarchten Nacht erbost anschauen. Es kann durchaus sein, dass Sie ihnen den Schlaf geraubt haben. «Manche Schnarcher sind noch etliche Zimmer entfernt durch alle Wände hindurch zu hören», berichtet Dr. Hans-Werner Gessmann vom PIB Schlafmedizinischen Zentrum in Duisburg. Da das Mikrophon im Schlaflabor, das die Schnarchlaute registriere, oft direkt auf dem Kehlkopf platziert werde, kämen gelegentlich Spitzenlautstärken von knapp unter 100 Dezibel (dB) vor. Zum Vergleich: So laut ist Autohupen, ein ungedämpftes Motorrad oder eine stark befahrene Autobahn. Hat Ihnen schon jemals eine Frau vorgeschlagen, auf der A2 Hannover–Dortmund zu übernachten?

Für vergleichende Analysen eignet sich allerdings nur die Messung aus einem Meter Entfernung. Im Archiv des Guinness-Verlags ist als lautester, wissenschaftlich korrekt ermittelter Schnarcher Kåre Walkert aus dem schwedischen Kumala verzeichnet. Der arme Zeitgenosse quälte seine

Mitmenschen mit Schnarchern, die bis zu 93 dB laut waren. Der Schlafmediziner und HNO-Arzt Dr. Jürgen Schäfer schreibt allerdings: «Bei
Geräuschen im Anschluss an obstruktive Apnoen haben wir Pegel bis zu
94 dB gemessen.»

Schäfer ermittelte in einer Studie mit 31 Patienten übrigens auch die
Lautstärke, bei der normales Atmen in Schnarchen übergeht: die Schnarch-
schwelle. Sie liege «praktisch immer bei einem Schallpegel zwischen
40 und 45 dB». Diese Lautstärke entspricht einem normalen menschlichen
Gespräch.

Das Schnarchtabu mag der Hauptgrund sein, warum über das
Phänomen so wenig bekannt ist. Erst seit wenigen Jahren spricht
sich beispielsweise herum, dass Schnarchen gefährlich werden
kann. Bei heftigen Schnarchern stockt gelegentlich der Atem. Sie
bekommen manchmal minutenlang keine Luft. Ihr Blutdruck steigt
bedrohlich. Das Schlafzentrum in ihrem Gehirn löst eine unbewusste Aufwachreaktion aus. Tagsüber sind sie völlig übermüdet,
können sich kaum konzentrieren, neigen zu Depressionen oder
Impotenz und schlafen bei jedweder Gelegenheit hemmungslos ein.

Es wundert kaum, dass die Lebenserwartung solcher Menschen
verringert ist, dass sie leichter als andere einen Schlaganfall oder
einen Herzinfarkt bekommen. Was aber wundert: Trotz derart massi-
ver Symptome wurde die zugrunde liegende Krankheit erst im Jahre
1965 entdeckt: Das obstruktive Schlafapnoe-Syndrom, kurz OSAS
genannt.

Erfreulich.
Fortschritte bei der Schnarchtherapie

Seit der Entdeckung von OSAS werden die Patientinnen und Patienten immer besser behandelt, das Übel wird immer öfter an der Wurzel
gepackt. Mit Überdruckmasken, die auf der Nase sitzen und nachts
für freie Atemwege sorgen, gibt es sogar eine effektive Therapie. Und
doch wissen viel zu wenig Ärzte gut über Symptome und Gefahren
heftigen Schnarchens Bescheid. Sie haben es nie gelernt, denn deutsche Medizinstudenten müssen erst seit 1993 im Examen Fragen zur
Schlafapnoe beantworten. Vor dieser Zeit dürften sich nur wenige
mit dem Problem beschäftigt haben. Und so denken noch immer

nicht alle Hausärzte sofort ans Schnarchen, wenn Menschen über die einschlägigen Krankheitszeichen klagen.

Doch das Umdenken in Sachen Schnarchen hat begonnen: Noch vor fünf Jahren gab es in Deutschland gerade 100 Schlaflabors, die die anspruchsvollen Kriterien der Deutschen Gesellschaft für Schlafforschung und Schlafmedizin (DGSM) erfüllten und sich einer freiwilligen Qualitätskontrolle unterzogen. Zu wenig, wenn man bedenkt, dass ernsthafte Schnarchprobleme nur dort zuverlässig von harmlosen unterschieden werden können. Mittlerweile hat sich die Zahl der Schlaflabors verdoppelt, und jede große Stadt beherbergt mindestens eine der geprüften Hightech-Übernachtungsstätten. Auch die Schweizerische Gesellschaft für Schlafforschung hat reagiert und im Herbst 2000 die ersten 16 schlafmedizinischen Zentren Helvetiens akkreditiert.

Natürlich schwebt nur ein Bruchteil der Schnarcher wirklich in Gefahr. Wer jedoch genau wissen will, ob er zu den Betroffenen gehört, muss den Rat von Dr. Thomas Penzel von der Universitätsklinik Marburg befolgen: «Bei lautem und regelmäßigem Schnarchen, das in jeder Körperlage auftritt, sollte grundsätzlich ein Arzt hinzugezogen werden.» Der wird bei begründetem Verdacht eine Überweisung zum Facharzt schreiben. Und dann wird dem Schnarchen der Kampf angesagt.

Ob der nächtlich so aktive Baumfäller schließlich als Sieger hervorgehen wird, ist indes keineswegs gewiss. Der Kampf gegen das Schnarchen ist schwer, erfordert viel Selbstdisziplin und Geduld. Wer bereit ist, Verschiedenes auszuprobieren, und im Ernstfall auch beschwerliche Therapien auf sich nimmt, wird letztlich meist gewinnen.

Lauter Fragen.
Warum Schnarchen oft ein Rätsel bleibt

Doch warum ist die Diagnose und Behandlung des Schnarchens so schwierig? Ist die nächtliche Lärmerei nicht das Gewöhnlichste von der Welt? Viel zu lange haben Mediziner das Problem verdrängt, es als gesundheitlich folgenlose Laune der Natur bagatellisiert. Deshalb ließ die Entdeckung des Schlafapnoe-Syndroms so lange auf sich warten, und deshalb ist das Wissen der Experten auch über das

Schnarchen an sich bis heute lückenhaft geblieben. Einig ist man sich immerhin, dass es viel zu viele Schnarchvarianten gibt, um jedwede Sägerei mit dem gleichen, am besten auch noch simplen Patentrezept abzuschaffen.

Schon das Geräusch kann von einem oder mehreren der Weichteile im Rachenraum stammen. Klar, dass die Behandlung eines vibrierenden Zäpfchens eine andere sein muss als die eines verengten Spalts in der Luftröhre, der Luft nur geräuschvoll hindurchlässt. Eine Gaumenwand, die lärmend vor sich hin schwingt, muss man anders therapieren als einen Rachenraum, den große Mandeln verengen.

Zudem gibt es eine Reihe innerer und äußerer Faktoren, die Schnarchen erst auslösen oder zumindest verstärken. Bei Kindern sind oft ganz andere Auslöser verantwortlich als bei Erwachsenen, bei Frauen spielen andere Faktoren eine Rolle als bei Männern, Dicke müssen ihre Sägerei anders bekämpfen als Dünne, lautstarke Baumfäller anders als gemütlich und leise vor sich hin schnorchelnde Gelegenheitsschnarcher.

Die Operation, die den einen vom Lärm erlöst, kann dem anderen verstärkte Atemaussetzer und noch dazu einen Sprachfehler einhandeln. Die teure Kieferprothese, auf die Schnarcher Anton schwört, reißt Schnarcher Bernd nur ein Loch in die Geldbörse. Und all die stark beworbenen Mittelchen gegen das Schnarchen, vom Nasenpflaster über das Spezialkissen bis zur Antischnarch-Tinktur, bereichern den Hersteller meist deutlich eher, als dass sie den verzweifelten Käufer erlösen.

Wer sich nach ruhigen Nächten sehnt, sollte sich also zuerst über die vielen Facetten des Schnarchens informieren. Wie entsteht das Geräusch? Wie häufig ist die Sägerei? Wer neigt dazu? Wie gefährlich ist sie? Warum ist erholsamer Schlaf so wichtig?

Ursachensuche.
Wie das Schnarchgeräusch entsteht

Die Anatomie von Nase, Hals und Rachen ist komplex. Kein Wunder, dass da auch eine Menge vibrieren kann, wenn man einschläft und die Muskeln sich entspannen.

Das Wort «schlaff» stammt nicht umsonst vom Begriff «Schlaf». Schlaf entspannt. Darum schlafen wir, und darum brauchen wir den Schlaf. Entspannung heißt aber nicht nur, das Gehirn abschalten, es heißt auch, den Körper ausruhen. Wenn das Schlafzentrum aktiv ist, sendet es Lockerungssignale an die strapazierte Bewegungsmaschinerie. Die Muskulatur wird schlaff, vom Tagewerk erschöpfte Fasern dürfen endlich ausruhen. Am ausgeprägtesten ist die Muskelerschlaffung während der so genannten REM-Phasen, in denen man nicht nur am lebhaftesten träumt, sondern oft auch am heftigsten schnarcht. In der Muskelerschlaffung liegt nämlich die Ursache dafür, dass unbeabsichtigtes Schnarchen und Schlafen untrennbar miteinander verknüpft sind.

Wenn alle Muskeln an Spannkraft verlieren, so sind natürlich auch jene Stränge darunter, die den Rachenraum in Form halten. Der wird gehalten und bewegt von einem kompliziert gebauten Apparat aus mehr als zwanzig ineinander verwobenen oder aneinander aufgereihten Muskelpaaren. Sie sorgen für die vielfältigen Bewegungen wie Schlucken, Kauen oder Husten. Und sie sorgen dafür, dass die unzähligen Weichteile in Mund, Rachen oder Hals dem Atemluftstrom widerstehen.

Da ist zum Beispiel die Muskelgruppe *constrictor pharyngis superior, medius* und *inferior*, die allesamt den Schlund umschlingen und für das Auf und Ab des so genannten Halseingeweideschlauchs beim Schlucken sorgen. Erschlaffen sie, senkt sich die Luftröhre ab, und in ihrem oberen Bereich könnte es eng werden. Oder da ist der *Musculus genioglossus*, der die Zunge nach vorne zieht. Werden er und die anderen Muskeln des Zungenhalteapparats zu schlapp, kann es passieren, dass das Geschmacksorgan unkontrolliert zurückrutscht und die Atmung behindert. Ähnliche Folgen hätte eine Erschlaffung der Kiefermuskeln, mutmaßen Schnarchforscher: Vor allem bei Rückenschläfern könne sich der gelockerte Unterkiefer öffnen, zurückfallen und der Zunge nötigen Platz rauben.

Knatterndes Segel.
Krachmacher im Rachen

Die im Schlaf entspannten Muskeln verengen also die Luftwege im Rachen, was den Druck der vorbeiströmenden Atemluft auf die Weichteile erhöht. Und sie sorgen dafür, dass eben diese Weichteile lockerer aufgehängt sind als sonst und leichter vibrieren. Nahezu zwangsläufig entsteht das charakteristische Schnarchgeräusch, das nicht nur klingt wie das Geknatter eines Segels im starken Wind, sondern auch ganz ähnlich zustande kommt.

«Die für die Entstehung des Schnarchens kritische anatomische Stelle ist der mittlere Abschnitt des Schlunds», fasst Professor Erich Russi vom Universitätsspital Zürich zusammen. Dort befinden sich Zäpfchen, Gaumensegel und Zungenbasis. Gaumensegel und Zäpfchen, die auch Velum und Uvula genannt werden, bilden gemeinsam den weichen Gaumen. Der weiche Gaumen wird zusammen mit seinem vorderen, verknöcherten Teil Palatum genannt. Er kann nach oben oder unten klappen, entscheidet so, ob die Luft durch Mund oder Nase geatmet wird, und verhindert beim Schlucken, dass Nahrung in die Nase gelangt. Was letztlich vibriert, ist gar nicht immer klar. Meist ist es das Zäpfchen, das wie ein Stalaktit vom Gaumendach herabbaumelt, oder das Gaumensegel, das den oberen Teil des Rachens überspannt. Doch auch Rachenwände und Hautfalten beteiligen sich nur zu gerne am Schnarchorchester, etwa wenn sie sich durch die nächtliche Enge im Schlund ein wenig berühren.

Im Extremfall wird es im Schlund sogar so eng, dass gar keine Luft mehr durchkommt. Der Schnarcher, den Ärzte dann Apnoiker nennen, ringt bei einer solchen Apnoe nach Sauerstoff, bis sich die Atemwege schlagartig öffnen und begleitet von einem explosionsartigen Getöse Luft einlassen. Schuld am Schlundverschluss sind übri-

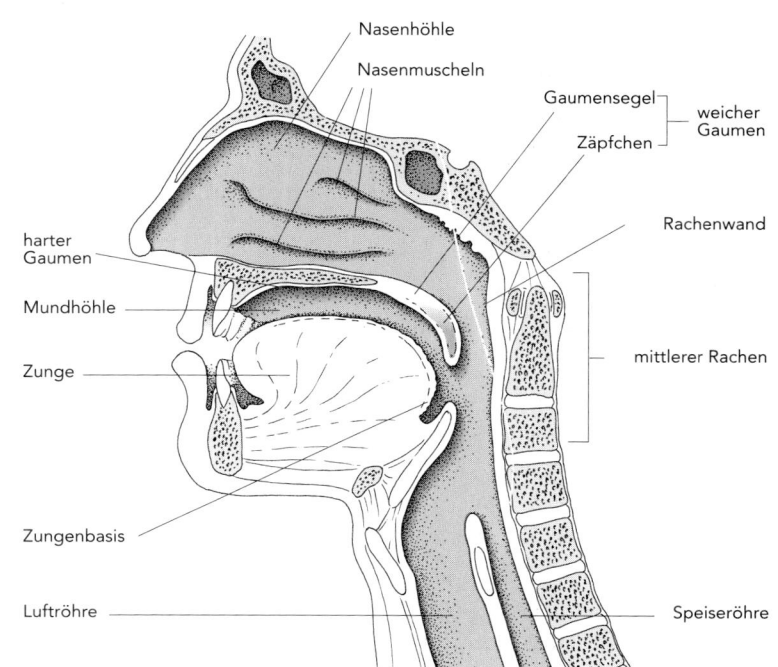

Nasenhöhle

Nasenmuscheln

Gaumensegel ⎤ weicher
Zäpfchen ⎦ Gaumen

Rachenwand

harter Gaumen

Mundhöhle

Zunge

mittlerer Rachen

Zungenbasis

Luftröhre

Speiseröhre

Abb. 1: Lärmquellen. Was beim Schnarchen vibriert

Das Lärmzentrum nächtlicher Sägereien liegt fast immer im mittleren Teil des Rachens, den nach oben Gaumen, Mundhöhle und Nasengänge und nach unten Speise- und Luftröhre begrenzen. Wenn der Spalt zwischen Zungenbasis, Zäpfchen, Gaumensegel und hinterer Rachenwand zu eng wird, strömt die Luft mit erhöhtem Druck hinein, und eines oder mehrere der Weichteile beginnen zu vibrieren. Bei einer Schlafapnoe machen die Atemwege oft an dieser Stelle für einige Zeit vollständig dicht, manchmal aber auch durch ein Kollabieren der tiefer liegenden Luftröhre.

gens gar nicht immer nur die Weichteile. Manchmal fallen auch die Halsmuskeln so stark in sich zusammen, dass sich die Luftröhre unterhalb des mittleren Rachens verschließt.

Teamwork.
Die vielen Schnarchfaktoren

Die natürliche Erschlaffung der Muskeln reicht alleine aber nur sehr selten aus, um den Rachen zum Schwingen zu bringen oder zu verschließen. Dazu muss schon das Kontrollzentrum im Gehirn falsch arbeiten und zu starke Muskelabspannungs-Signale senden. Meist ist die Ursache profaner und folglich auch leichter zu beheben: Der Schnarcher hat lediglich zu viel Alkohol getrunken oder Schlafmittel genommen, beides entspannt die Muskulatur stärker als gewöhnlich. Partyschnarcher sollten also vorsichtiger mit Bier, Wein und Cocktails umgehen. Bei alten oder kranken Menschen kann die Muskulatur allerdings auch ohne zusätzliche Mittel zu stark abschlaffen.

Warum das so ist, fanden australische Forscher kürzlich heraus: Bei einschlafenden Senioren lässt die Muskelspannung deutlich stärker nach als bei jungen Menschen. Hier dürfte der Hauptgrund dafür liegen, warum viele Männer erst schnarchen, wenn sie in die Jahre gekommen sind, oder mit zunehmendem Alter immer lauter sägen.

Vor allem bei starken Schnarchern sind in der Regel aber noch andere Faktoren im Spiel. Sie aufzuspüren kann zur kniffligen Detektivarbeit werden, die ohne Arzt oft genug zum Scheitern verurteilt ist. Fest steht anfangs immer nur, dass es nachts irgendwo im Hals-, Nasen und Rachenraum zu eng wird. Unklar bleibt, welches der erstaunlich vielen Teile, die dort anschwellen oder wuchern können, nun schuld ist am Radau. Schleimhäute, Drüsen, Zähne, Sinneszellen, Fettpolster, Lymphorgane, Bindegewebe, Muskeln, Knorpel, Knochen und Verschlussklappen arbeiten im Team an komplexen Aufgaben: Luft holen, Ausatmen, Essen, Schlucken, Gähnen, Schmecken, Sprechen, Husten, Riechen, Kauen, Räuspern, Flüstern, Speichel bilden, Krankheitserreger bekämpfen, aufpassen, dass keine Luft in die Speiseröhre und kein Essen in die Luftröhre gerät und vieles mehr. Kein Wunder, dass der entscheidende Schnarchfaktor individuell sehr verschieden ist.

Detektivarbeit.
Die individuelle Schnarch-Spur finden

Doch wie finden Sie Ihren ganz persönlichen Schnarchfaktor? Suchen Sie nach allem, «was Ihre Atemwege lockert, einengt oder reizt», informiert die Internet-Seite des medizinischen Zentrums der Universität von Kalifornien in Irvine, USA: «Übergewicht, zu schwacher Muskeltonus und Hindernisse im Rachen bilden die Spitze der Schnarchauslöser-Liste.» Dr. Roger Clumley, HNO-Professor in Irvine, ergänzt: «Manche Schnarcher – vor allem die übergewichtigen – haben insgesamt ein schlappes Rachengewebe, das bei jedem Atemzug vibriert.» Der Arzt erkennt solche Schnarcher oft schon beim ersten Blick in den Mund: Ihr Zäpfchen ist sehr dick und die Rückwand ihres Rachens ist nicht straff, sondern besitzt reichlich Längsfalten. Eine große Rolle spielt natürlich auch die Schlafposition: Oft schnarchen Menschen nur, wenn sie auf dem Rücken schlafen. Dann drückt vermutlich die Schwerkraft ihre Zunge oder den Unterkiefer nach unten, und im Schlund wird es noch ein bisschen enger.

Nicht wenigen wird das Schnarchen aber auch in die Wiege gelegt: Bei ihnen sind das Zäpfchen, das Gaumensegel oder die Zunge zu groß oder erschlafft. Gelegentlich ist auch der Unterkiefer zu klein. «Gerade bei jungen Menschen liegt das Schnarchen oft an anatomischen Veränderungen: Meist stimmt die Relation zwischen Unter- und Oberkiefer nicht», sagt der HNO-Arzt Dr. Randolf Riemann vom städtischen Krankenhaus Frankfurt Höchst. Bei anderen Schnarchern diagnostizieren Mediziner gutartige Wucherungen der Nasenschleimhaut, so genannte Polypen, oder sie stellen, vor allem bei Kindern, eine Vergrößerung der Mandeln fest.

Auch eine Allergie, chronisch entzündete Nasennebenhöhlen oder ständiger Schnupfen können die Atemwege so stark reizen, dass sie schnarchfördernd anschwellen. Zigaretten und ungesundes Raumklima tun ihr Übriges. Und gelegentlich ist es eine stark gekrümmte Nasenscheidewand – die eigentlich nur die beiden Nasenhöhlen voneinander trennen soll –, die das Luftholen durch das Riechorgan erschwert. Zu den ungewöhnlichen Ursachen gehören Krebsgeschwüre im Rachenbereich. Sie müssen sofort operiert werden.

Gerade die Liste der seltenen Schnarchauslöser ließe sich noch endlos fortsetzen. So soll eine Funktionsstörung der Schilddrüse

Muskeln und Gewebe im Rachen verdicken. Die Nasenatmung wird gelegentlich auch durch die Folgen eines schlecht verheilten Nasenbeinbruchs behindert oder weil der Schnarcher als Kind zu lange am Daumen lutschte, was den Gaumen verformte. Gelegentlich schnarchen Menschen auch wegen zu kleiner Nasenlöcher, zu großer Nasenmuscheln und und und ...

Nicht nur Männersache.
Wer schnarcht wie oft

Der typische Schnarcher ist ein älterer, etwas fülliger Mann, lautet ein angeschnarchtes Vorurteil. Dabei geben auch schlanke, durchtrainierte Jünglinge nachts nicht immer Ruhe. Und sogar Kinder und Frauen sägen sehr viel häufiger als vermutet.

Charles Dickens war ein guter Beobachter. Der englische Schriftsteller schilderte detailliert das Leben ganz normaler Menschen, überzeichnete sie humorvoll mitsamt ihren Schrullen und Eigenarten. In den berühmten, 1836 erschienenen «Pickwick Papers» stellte er einige solcher Personen vor. Und es erstaunt nicht, dass eine davon so treffend dargestellt ist, dass sie auch noch 120 Jahre später für die Medizin interessant erschien: «Fat Joe» – der dicke Hans – ist eine der ersten modernen Beschreibungen eines Extremschnarchers. Der arme Laufbursche hatte deutliches Übergewicht, nickte auch am helllichten Tage bei jeder Gelegenheit ein und sägte heftig.

Vorurteil Nummer eins:
Schnarcher müssen dick sein

Britische Ärzte benannten 1956 sogar eine Krankheit nach Dickens Buch: das Pickwick-Syndrom. Ursachen des Leidens seien heftiges Übergewicht zusammen mit einer verminderten Belüftung der Lungenbläschen, die Sauerstoffmangel auslösen würde. Heute weiß man, dass die eigentliche Krankheit der Extremschnarcher das Auftreten häufiger nächtlicher Atempausen ist. Und es ist mittlerweile klar, dass Übergewicht nur einer von mehreren Faktoren ist, die das Leiden begünstigen. Dennoch hält sich hartnäckig das Vorurteil, wer heftig schnarcht, muss dick sein. Zu Unrecht: Ein Viertel bis zu einem Drittel der Patientinnen und Patienten mit schlafbezogenen Atemstörungen hat Normalgewicht, treibt Sport und ernährt sich vernünftig, sagen Fachleute.

Vorurteil Nummer zwei:
Schnarcher müssen alt sein

Genauso falsch ist der Glaube, nur alte Menschen hätten Probleme mit der nächtlichen Ruhestörung. Die aktuellen Zahlen zeigen, dass mit 20 Jahren immerhin bereits ein Zehntel der Deutschen schnarcht, im Alter von 60 und mehr ist es dann mindestens die Hälfte, deren Rachen nachts vibriert. 1998 brachte eine US-amerikanische Studie mit 4353 Männern im Alter von 20 bis 100 Jahren an den Tag: Viele der ernsthaftesten Schnarchfälle traten bei den Männern unter 45 auf.

Der Leiter der Studie ist der Psychiatrieprofessor und anerkannte Schnarchforscher Dr. Edward O. Bixler vom Pennsylvania State College of Medicine in Hershey, USA. Er ist überzeugt, die Schnarchgefahr für junge Menschen sei bisher unterschätzt worden. Frühere Untersuchungen hätten nur die Nächte mittelalter Männer und Senioren belauscht. Tatsächlich begännen die Schnarchprobleme aber oft schon in frühen Jahren und nähmen bis zum Alter von 55 stetig zu. Danach würde sich die Schnarchstärke meist kaum noch verändern.

Den jungen Schwerstschnarchern rät Bixler, den Krach frühzeitig und möglichst intensiv zu bekämpfen. Und «auch weniger heftige Fälle von Schlafapnoe müssen bei jungen Menschen aggressiver als bisher behandelt werden». Gerade weil inzwischen bekannt sei, dass Extremschnarchen Kreislaufrisiken erhöhe, «müssen wir auf eine frühe Behandlung fokussieren», so Bixler. Denn: Je länger ein Schnarcher seinen Kreislauf belastet, desto größer wird die Infarktgefahr oder das Schlaganfallrisiko.

Denkt man Bixlers Thesen zu Ende, sollten junge Menschen sogar dann etwas gegen ihr Schnarchen tun, wenn sie oder ihre Lebensgefährten noch gar nicht unausgeschlafen sind. Denn je früher die Sägerei beginnt, desto wahrscheinlicher wird daraus mit den Jahren ein Problem. Der Italiener Elio Lugaresi, der die Schnarchgeschichte aller Bewohner eines Dorfes ermittelte, will etwa belegt haben, dass nach 20 Jahren aus jedem schweren Schnarcher ein Schlafapnoiker wird.

Doch keine Panik. Die Forderung nach aggressiver und frühzeitiger Therapie gilt trotz allem zunächst für Menschen mit Hang zu nächtlichen Atemaussetzern und weniger für ganz normale Krachmacher, die am so genannten primären Schnarchen leiden.

Vorurteil Nummer drei:
Schnarcher müssen männlich sein

Bixlers Studie legt den Finger ganz nebenbei in eine Wunde der aktuellen Schnarchforschung: Weil man immer dachte, junge Männer, Frauen und Kinder würden kaum schnarchen, hat man sie auch nie untersucht. Man beschränkte sich oft auf die Analyse des typischsten Schnarchers, des fülligen Manns über 60. «Die Häufigkeit des Schnarchens bei Frauen wurde wahrscheinlich deutlich unterschätzt», sagt Dr. Michael Huber, Internist und Pneumologe an den Fachkliniken Wangen. «Inzwischen weiß man, dass Frauen nach der Menopause fast genauso häufig betroffen sind wie ihre männlichen Altersgenossen.» Das heißt, mindestens jede zweite ältere Frau schnarcht.

Vor dem Ausbleiben des Monatszyklus scheinen die weiblichen Geschlechtshormone allerdings das Schnarchrisiko von Frauen zu senken. Östrogene halten das Gewebe des Rachens straff und elastisch und wirken der Entstehung von Übergewicht entgegen. Zudem scheint das männliche Geschlechtshormon Testosteron schnarchverstärkende Eigenschaften zu haben. Diese Effekte sind aktuellen Untersuchungen zufolge aber bei weitem nicht so stark wie oft behauptet. Während ältere Angaben besagen, es schnarche nur jede zehnte jüngere Frau, ergab eine US-amerikanische Untersuchung 1993, dass schon ein Viertel der Frauen in den Dreißigern schnarchen. Bei den Männern dieser Altersgruppe waren es 35 Prozent.

Altersgruppe	Schnarchhäufigkeit bei	
	Frauen	Männern
30–39 Jahre	25 %	35 %
40–49 Jahre	31 %	45 %
50–60 Jahre	31 %	53 %

Tabelle 2: So viele? Zahlen zum Schnarchen

Eine Befragung aller 3513 Mitarbeiterinnen und Mitarbeiter dreier US-Behörden ergab, wie häufig regelmäßiges Schnarchen bei jüngeren Männern und Frauen ist. Im Alter holen die Frauen auf: Sind sie über 60, schnarchen sie genauso oft wie ältere Männer (Quelle: Young u. a., 1993).

Besonders hellhörig sollten werdende Väter sein. Schnarchen Schwangere, kann das neuen Studien aus Australien und Schweden zufolge eine frühe Warnung vor dem gefährlichen Schwangerschafts-Bluthochdruck sein, der bei jeder zehnten Frau gegen Ende der anderen Umstände auftaucht und Mutter und Kind bedroht.

Frauen schnarchen anders als Männer: Sie «schnarchen leiser», sagt der Allgäuer Internist Dr. Huber und meint damit nicht nur, dass sie weniger Krach machen: Frauen beschweren sich insgesamt seltener über Störungen durch ihr eigenes Schnarchen. Häufiger als Männer klagen Schnarcherinnen dagegen über indirekte Folgen, die Ärzte nur selten mit dem Schnarchen in Verbindung bringen, wie Einschlafbeschwerden, morgendliche Müdigkeit, Kopfschmerzen und Schwermut. Scheinbar leiden sie auch seltener unter nächtlichen Atempausen. Doch diese Analyse ist mit Vorsicht zu genießen: Sie stützt sich auf Beobachtungen der Partner, und es ist aus anderen Studien bekannt, dass Männer sich von schnarchenden Frauen im Schlaf weniger leicht stören lassen als Frauen von gleich laut sägenden Männern.

Vorurteil Nummer vier:
Schnarcher müssen erwachsen sein

Schnarchende Kinder stehen im Gegensatz zu nachtaktiven Baumfällerinnen schon länger im Rampenlicht der Wissenschaft. Schon im 19. Jahrhundert wollen Mediziner beobachtet haben, dass sich die Schulnoten der Kleinsten verbessern, nachdem ihnen vergrößerte Mandeln entfernt wurden. Heute weiß man: Immerhin fast zehn Prozent der Kids und Teens schnarchen regelmäßig. Jedes hundertste Kind um die fünf hat sogar ein obstruktives Schlafapnoe-Syndrom. Meist haben die Kleinen geschwollene Rachenmandeln, die der HNO-Arzt mit einem leichten Eingriff stutzen kann. Das hilft neun von zehn Kindern zumindest vorübergehend. Und: Besserer Schlaf scheint den Kids tatsächlich auch eine erhöhte Aufmerksamkeit in der Schule, sprich bessere Noten zu bescheren.

Schnarch-Kids.

Was Eltern wissen müssen

Viele Kinder schnarchen, wenn sie erkältet sind. Das ist völlig normal. Wenn die Kleinen aber auch dann noch schnorcheln, wenn sie keine Infektion mehr haben, müssen Eltern aufpassen. Vor allem, wenn Kids tagsüber reizbar, aggressiv, zappelig und unausgeglichen sind, kann es auch an Übermüdung durch nächtliches Extremschnarchen liegen. Ältere Kinder mit nächtlichen Atemaussetzern wirken dagegen meist träge und schwerfällig. Oft atmen die Kinder auch tagsüber ständig durch den Mund, weil ihre Nase verstopft ist, oder sie neigen zur Bettnässerei.

Eltern sollten sich bei solchen Hinweisen einmal etwas länger an das Bett des Kindes setzen. Schnarcht es heftig oder gibt es Anzeichen für Atemaussetzer, kann sich der Gang in ein Schlaflabor lohnen. Auf jeden Fall sollten Eltern ihren Kinderarzt darauf aufmerksam machen, wenn ihr Nachwuchs regelmäßig schnarcht. Fast immer helfen einfache Operationen, bei denen geschwollene Rachenmandeln oder entzündete Gaumenmandeln gestutzt oder entfernt werden. Nur in sehr seltenen Extremfällen müssen die Kinder nachts eine Überdruckbeatmungsmaske tragen.

Ein besonders trauriges Kapitel sind nächtliche Atemaussetzer bei Säuglingen. Einige Mediziner bringen solche Schlafapnoen nämlich mit dem plötzlichen Kindstod in Verbindung, einer rätselhaften Krankheit, bei der Kinder im ersten Lebensjahr nachts ohne erkennbaren Grund sterben. Sicher scheint, dass die Atmungsbehinderung bei Kindern, die in Bauchlage schlafen, eine Rolle spielt und dass es das Risiko für den plötzlichen Kindstod erhöht, wenn es im Kinderbett zu warm ist und der Säugling Probleme mit der Sauerstoffversorgung bekommt. Noch kennt niemand die Ursachen und Zusammenhänge genau, aber es scheint, als würden die Atemaussetzer bei Kindern anders als bei Erwachsenen ohne Vorwarnungen auftauchen. Und Experten spekulieren bereits, dass sie gelegentlich vielleicht so lange anhalten, dass die Säuglinge ersticken.

Solche Mutmaßungen treiben Schlafforscher an, noch mehr darüber herauszufinden, wie gefährlich und wie häufig die Schnarcherei in den verschiedenen Altersklassen ist. Am Ende könnte für uns Männer die erschreckende Erkenntnis stehen, dass unsere Säge-Arien, auf die wir insgeheim ein wenig stolz sind, gar nicht so typisch männlich sind, wie wir uns immer eingebildet haben.

Ausgeschlafen?
Warum ruhige Nächte wichtig sind

Wer sich morgens immer wieder müde und gerädert aus den Federn quält, lebt auf Pump. Schlechter Schlaf verringert die Leistungsfähigkeit, mindert Konzentration und Ideenreichtum und macht auf Dauer krank.

«Ein treuer Freund, der allen frommt,
gerufen oder nicht, er kommt.
Gern mag er Elend, Sorge, Pein
mit seinem sanften Schleier decken,
und selbst das Glücke wiegt er ein,
zu neuen Freuden es zu wecken.»
Johann Wolfgang von Goethe über den Schlaf

Gute Nachrichten für Langschläfer: «Niemand sollte sich schuldig fühlen, weil er ein paar Stunden länger schläft, als gemeinhin für normal gehalten wird. Was man quantitativ an Wachzeit einbüßt, wird zweifellos durch die Qualität der erlebten Zeit aufgewogen», schreibt der prominente Glücksforscher und Psychologieprofessor Mihaly Csikszentmihalyi von der Universität in Chicago, USA. «In der Regel schlafen kreative Menschen recht lange und erklären, dass die Originalität ihrer Ideen darunter leidet, wenn sie keinen ausreichenden Schlaf bekommen.»

Sind die Möchtegern-Genies nur faul? Wohl kaum, denn sie können sich auf berühmte Vorgänger berufen: Einstein und Goethe sollen regelrechte Pennsäcke gewesen sein, die täglich ihre neun Stunden schlummern mussten. Feldherren wie Napoleon Bonaparte, aber auch viele Politiker und Wirtschaftsbosse prahlten oder prahlen dagegen gerne, den Schlaf weitestgehend abgeschafft zu haben. «Ich habe keine Zeit, müde zu sein», soll Kaiser Wilhelm I. zum Besten gegeben haben. «Vier Stunden Schlaf sind genug», ist ein häufiger Satz aus Managermund. Und tatsächlich behaupten einige Forscher, der so genannte Kernschlaf, der die ersten drei bis vier Stunden umfasst, sei besonders wichtig. Alles was danach komme, sei lediglich die angenehm verträumte Zugabe.

Jedem das Seine.
Das Schlafbedürfnis ist unterschiedlich

Die meisten Experten wollen sich weniger genau festlegen: «Es gibt keine Faustregel, wie viel Schlaf der Mensch braucht», sagt Professor Claudio Bassetti, Neurologe und Schlafmediziner von der Universitätsklinik Zürich. Das Schlafbedürfnis ist zumindest teilweise in unseren Genen festgelegt. Und wenn wir gesund sind und so viel schlafen können, wie wir wollen, nehmen wir uns automatisch die erblich festgelegte Schlafdosis. Doch noch nicht einmal die Verteilung des Schlafes ist Gesetz: Manche Naturvölker, aber auch Säuglinge und neuerdings sogar ein paar besonders hippe amerikanische Kreativarbeiter gönnen sich nicht ein langes, sondern mehrere kurze Nickerchen pro Tag. Das Wichtigste an einem gesunden Schlaf scheint zu sein, dass jeder ihn selbst finden muss. Nur wer seinem individuellen Rhythmus gehorcht, kann Hochleistungen bringen.

Man darf also getrost behaupten, dass die meisten Vierstundenschläfer entweder schummeln oder Raubbau mit ihrer Gesundheit treiben. Von Napoleon ist zum Beispiel bekannt, dass er tagsüber immer wieder für zehn Minuten wegnickte. Vermutlich litt er sogar unter Schlafstörungen und schnarchte heftig. Es gibt ein Mindestschlafmaß, dessen Missachtung auf Dauer zum Schlafentzugssyndrom führt: Betroffene sind oft reizbar, unausgeglichen, schwermütig, gelegentlich impotent, gedächtnisschwach, sehr müde und krank, so das Resultat zahlreicher wissenschaftlicher Untersuchungen.

Wozu Schlaf?
Niemand kennt den Zweck

All die Forschungsanstrengungen hatten das Ziel, endlich die Funktion des Schlafes aufzuklären – bis heute ohne Erfolg. Es ist noch immer ein Rätsel, warum Tiere und Menschen überhaupt schlafen, erklärt Bassetti: «Wir wissen noch nicht einmal, warum unterschiedliche Tierarten so verschieden viel Schlaf benötigen.» Katzen schlummern viel, Hunde wenig, Pferde brauchen drei Stunden Schlaf am Tag, Fledermäuse 20.

Bekannt ist: Wenn man Menschen bewusst vom Schlafen abhält, beginnt in der ersten Zeit ein euphorischer Zustand, den einige Psychiater zur Behandlung von Depressionen nutzen und den Raver oft nach durchtanzter Nacht erleben. Nach drei bis vier Tagen Schlafentzug versagt das Gehirn aber seinen Dienst. Es kommt zu Sinnestäuschungen. Nach vier bis fünf Tagen ohne jeglichen Schlaf nicken Menschen unentwegt ein – die Experimente müssen abgebrochen werden. Versuchstiere, die man noch länger wach hält, magern ab, verwahrlosen und können ihre Körpertemperatur nicht mehr halten. Schließlich erkranken sie und sterben. Daraus schließen Forscher, dass der Schlaf vor allem für das Immunsystem und den Stoffwechsel wichtig ist. Außerdem scheint er nötige Erholungspausen für unser Nervensystem, die inneren Organe und die Muskulatur zu liefern.

Neue Spur.
Schlummern fürs Gedächtnis

In letzter Zeit verdichten sich die Hinweise, dass wir den Schlaf auch für unser Gedächtnis brauchen. Wer nicht schläft, lernt nicht, ist die Grundaussage zweier viel beachteter Studien aus dem Jahr 2000. Dr. Robert Stickgold, Neurophysiologe an der Harvard Medical School in Boston, USA, und seine Kollegen zeigten mit einem simplen und eleganten Versuch, dass Menschen im Schlaf trainieren, was sie tagsüber vor Probleme stellte. 133 Menschen mussten auf einem Monitor aufblitzende Objekte möglichst schnell und sicher identifizieren. Wurde der Test am gleichen Tag wiederholt, zeigte sich kein Trainingseffekt, dafür aber nach der ersten Nacht. Die beste Leistung erzielten Probanden, die vor dem Test noch zwei oder drei weitere Nächte schlafen durften. Elf Personen hatten bis zum dritten Tag allerdings nichts gelernt, obwohl sie zuletzt zwei Nächte schlummerten und ausgeschlafen waren. Allein die erste Nacht durften sie kein Auge schließen. «Eine einzige Nacht Schlafentzug löscht den normalen Lernprozess nachhaltig aus», bilanzieren die Harvard-Forscher.

Wer innerhalb der ersten 30 Stunden nicht schlafe, habe umsonst gelernt.

In der zweiten Studie zeigen Schlafforscher um Dr. Jan Born von der Medizinischen Universität in Lübeck, welche Schlafphasen für das Lernen wichtig sind. Sie benutzten den gleichen Test wie Stickgold. Probanden, die nach dem Tiefschlaf der ersten Nachthälfte geweckt wurden, hatten bereits deutlich gelernt. Durften sie zusätzlich den REM-Schlaf absolvieren, der die zweite Nachthälfte dominiert, war der Lernerfolg noch größer. Bekamen die Schläfer indes nach der ersten Übung trotz normaler Dosis REM-Schlaf kaum Tiefschlaf, war der Erfolg gleich null.

Die norddeutschen Forscher «liefern damit den ersten starken experimentellen Beleg, dass das menschliche Gedächtnis sich im Schlaf in einem zweistufigen Prozess ausbildet», kommentiert der Neurologe Dr. Pierre Maquet vom St. Johns House in London. Im REM-Schlaf würden nur solche Informationen aufgearbeitet, deren Verarbeitung bereits vom Tiefschlaf vorangetrieben wurde. Noch kann man dieses Fazit nicht auf komplexe Lernvorgänge übertragen, wie etwa das Auswendiglernen mathematischer Formeln oder das Einstudieren von Bewegungsabläufen. Doch es gibt eine Reihe von Hinweisen, dass Schlaf auch dafür wichtig ist.

Karriereschlaf.
Mit Pausen vorankommen

Was ein gesunder Schlaf für unsere Karriere bedeutet, weiß Dr. Göran Hajak, Leiter des Schlaflabors an der Regensburger Universitätsklinik: «Schlechte Schläfer bleiben doppelt so häufig in unteren Gehaltsstufen hängen, während gute Schläfer Karriere machen, mehr verdienen und weiterkommen», sagte er dem Wirtschaftsmagazin «Capital». Besonders leistungsorientierten Mitarbeitern empfiehlt Hajak sogar den Powerschlaf: ein kurzes Mittagsschläfchen im Büro.

Auch der Regensburger Biorhythmusforscher Dr. Jürgen Zulley ist überzeugt, dass man keine acht Stunden am Stück konzentriert arbeiten kann. «Der Mensch ist ein Pausenwesen», sagt er und fordert: «Biologisch sinnvoll wäre ein Schulbeginn um neun Uhr und eine rechtzeitige Mittagspause vor 13 Uhr.» Hoffentlich setzt sich diese Ansicht eines Tages durch. Die ersten Politiker haben sich Zulleys Forderung bereits zu Eigen gemacht.

Gesunder Schlaf.
Erholung in fünf Stadien

Normaler Schlaf besteht aus verschiedenen Phasen, deren Abfolge bei gesunden Menschen ähnlich ist. Die Gesamtdauer schwankt je nach Schlafbedürfnis zwischen fünf und zehn Stunden. Als normal gelten Zeiten zwischen sechs und neun Stunden. Der Anteil des Tiefschlafs, der für das Gedächtnis besonders wichtig sein soll und aus dem man kaum geweckt werden kann, ist bei Kurz- und Langschläfern ungefähr gleich. Die entsprechenden Schlafphasen, Stadium 3 und 4 genannt, treten überwiegend in den ersten drei Schlafstunden auf. Alte Menschen erreichen meist nur noch das Stadium 3.

Später in der Nacht sinkt der Schlaf fast nur noch in das Einschlafstadium 1 und das Leichtschlafstadium 2, das den ersten richtigen Schlaf markiert, aus dem man aber noch leicht geweckt werden kann. Zudem mehren sich in der zweiten Schlafhälfte die so genannten REM-Phasen. Sie sind eigenartige Zustände irgendwo zwischen Wachheit und Schlaf. Der Begriff REM kommt vom englischen «rapid eye movement» (schnelle Augenbewegungen), weil die geschlossenen Augen sich heftig hin und her bewegen. Die restliche Muskulatur ist so entspannt, dass der Schläfer sich nicht bewegen kann – er zuckt höchstens ein bisschen. Schlafwandler sind deshalb nur im Tiefschlaf unterwegs.

Lange Zeit dachte man, dass Menschen nur in den REM-Phasen träumen. Tatsächlich können sich die Schläfer aber nur besonders gut an ihre Träume erinnern, wenn sie während der REM-Phase aufwachen und der Traum nicht länger als zehn Minuten vergangen ist. Beim Säugling machen REM-Phasen die Hälfte der Schlafzeit aus, beim Erwachsenen nur noch ein Fünftel. Deshalb – und weil die Nerven des Gehirns in den REM-Phasen wüst feuern – vermuten Forscher, dass sie zur Verarbeitung und Filterung neuer Eindrücke beitragen und dem Gehirn bei seiner Entwicklung helfen. Doch nicht nur für die geistige, auch für die körperliche Regeneration des Schläfers soll der REM-Schlaf unentbehrlich sein.

REM-Phasen erkennen Mediziner nicht nur anhand der Augenbewegung, sondern auch – wie die anderen Schlafstadien – an einem typischen Hirnstrom-Muster, das Ärzte per EEG von der Kopfoberfläche ableiten.

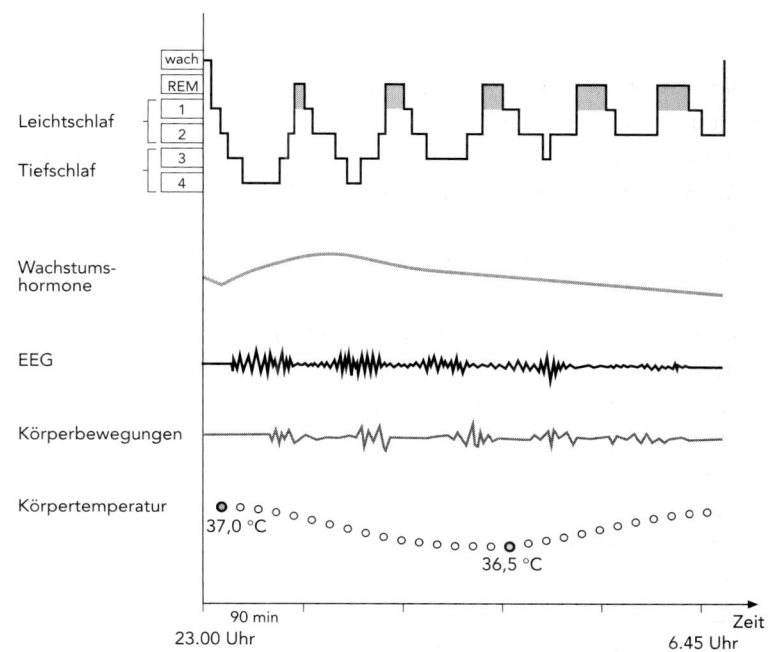

Abb. 2: Hypnogramm

Typisches Schlafprofil eines gesunden Schläfers und einige physiologische Messungen (schematisch). In der ersten Schlafhälfte dominiert der Tiefschlaf, danach häufen sich die REM-Phasen. Wachstumshormone werden im Tiefschlaf produziert. Die Hirnströme (EEG) sind umso langwelliger, je tiefer der Schlaf ist. Körperbewegungen tauchen vor allem auf, wenn man den Tiefschlaf verlässt. Die Körpertemperatur ist nach zwei Dritteln auf dem Tiefpunkt.

Auch die Messung des Muskeltonus, der bei REM-Phasen am schwächsten und beim Tiefschlaf am stärksten ist, hilft bei der Erkennung der Schlaftiefe.

Auch Dr. John W. Shepard, medizinischer Direktor der Mayo-Schlafklinik in Rochester, USA, ist überzeugt, dass viele Menschen mehr leisten könnten, wenn sie länger schlafen würden: «Erwachsene benötigen acht volle Stunden Schlaf und Teens neun Stunden und

15 Minuten», sagt er. Der deutsche Durchschnittsbürger schläft dagegen nur sieben Stunden: Eine Umfrage, die Zulley bei 4000 zufällig ausgewählten Erwachsenen durchführte, ergab, dass sie im Mittel gegen 23.04 Uhr ins Bett gehen, eine Weile brauchen, bis sie wegdämmern und um 6.18 Uhr wieder aufstehen.

Schlafstörungen.
Das heimliche Volksleiden

Mindestens so schlimm wie ein regelmäßig zu früh klingelnder Wecker oder Schwierigkeiten mit dem Einschlafen sind aber unruhige Nächte und Schlafstörungen, die Menschen am Durchschlafen hindern. Denn zum gesunden Schlaf gehört vor allem das Erreichen mehrerer Tiefschlafphasen, in denen sich der Körper besonders gut erholt. Wer ständig geweckt wird, erreicht diese Phasen meist gar nicht und muss oft auch auf die dazwischenliegenden Abschnitte verzichten, in denen man intensiver träumt und vermutlich die Eindrücke des vergangenen Tages verarbeitet.

Wissenschaftler fanden bereits 88 verschiedene schlafbezogene Erkrankungen. Die Deutsche Gesellschaft für Schlafforschung und Schlafmedizin verlieh schon 300 Ärzten in Deutschland den Qualitätsnachweis Schlafmediziner (Somnologe). Keiner von ihnen wird sich über mangelnde Arbeit beschweren können. Deutschland verzeichnet wegen der Übermüdung seiner Bürgerinnen und Bürger jährlich einen Schaden von 10 Milliarden Euro, schätzen Schlafmediziner.

Wie dramatisch die Situation hierzulande ist, zeigt die weltweit größte Schlafforschungsstudie, an der 20 000 Patienten in 539 deutschen Allgemeinarztpraxen im Sommer 2000 teilnahmen: Ein Großteil der Deutschen schläft schlecht. Sieben von zehn Befragten klagten über Schlafprobleme, jeder Sechste litt an Tagesschläfrigkeit und ganze acht Prozent nickten tagsüber ohne es zu wollen ein. Insgesamt litten 40 Prozent nahezu nächtlich an Schlafstörungen, das macht 32 Millionen unausgeschlafene Deutsche. Vielleicht gelten wir ja deshalb als ein so grantiges Volk?

Die Gründe für den schlechten Schlaf sind vielfältig. Oft genannt werden Schlafwandel, laute Umgebungsgeräusche, Rückenschmerzen, Wadenkrämpfe, überhitzte oder unterkühlte Schlafzimmer,

Zähneknirschen, das Restless Legs Syndrom, bei dem die Beine so sehr kribbeln, dass man sie unentwegt bewegen muss, Albträume, Sodbrennen, die «Schlafanfallskrankheit» Narkolepsie, Panikattacken, eigentlich unwichtige Dinge, die einem nicht aus dem Kopf gehen, oder eine innere Unruhe, die das Wegdämmern verhindert. Und, natürlich, das Schnarchen.

Nicht nur, dass viele Frauen nachts vom Sägen ihrer Partner aufwachen. Die meisten Ruhestörer hätten bestimmt auch selbst einen erholsameren Schlaf, wenn sie nicht schnarchen würden. Ganz zu schweigen von den Extremschnarchern: den OSAS-Patienten. Ihr Leiden ist eine echte Schlafkrankheit, die man keinesfalls auf die leichte Schulter nehmen soll.

OSAS.
Ein Porträt der Schnarchkrankheit

Beim obstruktiven Schlafapnoe-Syndrom, kurz OSAS genannt, bleibt Schnarchern nachts die Luft weg. Das ist oft gefährlich und muss deshalb meist behandelt werden.

1965 gilt als das Entdeckungsjahr des obstruktiven Schlafapnoe-Syndroms. Zwei Wissenschaftlerteams aus Frankreich und Deutschland überwachten den Schlaf von Pickwick-Patienten, die an starkem Übergewicht und einer Unterversorgung des Bluts mit Sauerstoff litten, und beobachteten als Erste die wirkliche Ursache des rätselhaften Syndroms: Die Patienten zeigten typische Veränderungen des Schlafverhaltens. Immer wieder stockte ihnen der Atem, bis sie schließlich mit einem ohrenbetäubenden Schnarchgeräusch nach Luft schnappten. Auf den ersten Blick schienen die Patienten gar nicht wach zu werden. Doch Aufzeichnungen von Puls, Muskelspannung, Hirnströmen und Atemfrequenz zeigten, dass sie kurze Zeit nicht geschlafen hatten, um danach wieder wegzudämmern. Sie konnten sich an die Wachphasen nicht erinnern.

Wenig später klärte man die Ursache der Atempausen auf, die man bis heute nach dem griechischen Wort für Windstille als Apnoen bezeichnet: Teile des mittleren Rachens, vor allem die Zunge, das Zäpfchen und das Gaumensegel verschieben sich derart, dass sie die Atemwege verschließen (obstruieren). Gelegentlich führt auch eine drastische Erschlaffung der Halsmuskulatur dazu, dass die Luftröhre in sich zusammenfällt und ebenfalls dichtmacht, «wie ein schlapper, leerer Schlauch», beschreibt der Alfelder Schlafmediziner Dr. Josef Wirth. Durch den Unterdruck der Luft holenden Lunge saugen sich bei einer solchen Obstruktion die Weichteile des Rachens und die Wände der kollabierten Luftröhre wie ein Pfropfen fest.

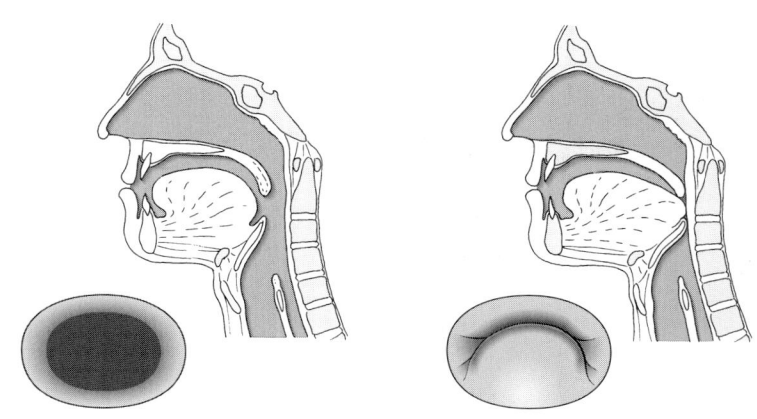

Bei einer normalen Atmung (links) sind die Atemwege weit geöffnet. Bei einer obstruktiven Apnoe (rechts) ist der mittlere oder untere Rachenbereich verschlossen – es kommt zu einer Obstruktion. (Vorlage: Prof. Dr. Peter, Marburg)

Hält die Atempause an, sinkt der Sauerstoffgehalt des Blutes. Wird der Mangel zu groß, reagiert das Gehirn mit einer Alarmreaktion, im Fachjargon «Arousal» genannt: Das Schlafzentrum sendet Aufwachsignale an den Körper, und das Atemzentrum meldet der Muskulatur im Hals- und Rachenraum, sie soll sich anspannen und endlich den Weg für neue Atemluft frei machen. Der festgesaugte Verschluss öffnet sich schlagartig, und mit einem lauten Schnarcher atmet der Patient wieder ein. Drei bis 15 Sekunden dauern die Wachphasen – zu wenig, um vom Gedächtnis des Krachmachers abgespeichert zu werden.

Der Schlaf schwerer Apnoiker ist durch die Sägerei völlig «fragmentiert», wie es Fachleute nennen. Weil ihnen unentwegt die Luft wegbleibt, schaltet das Gehirn laufend auf Alarm. Unbewusst wachen sie auf, atmen ein und dämmern wieder weg. Den versäumten Schlaf holen die Schwerstschnarcher schließlich am Tage nach. Sie nicken ein, wenn sie auf dem Weg zur Arbeit an der Ampel stehen, wenn sie allein am Schreibtisch sitzen oder – besonders peinlich – wenn der Chef einen wichtigen Vortrag hält. Wer beruflich Auto fahren muss, schwebt als Schlafapnoiker sogar in akuter Lebensgefahr. Die unstillbare Neigung zum Sekundenschlaf kann zum Verhängnis werden.

Wann ist's OSAS?
Definition der Schnarchkrankheit

Diagnostiziert wird OSAS im Schlaflabor. Weil gelegentliche Apnoen völlig normal und harmlos sind, gilt man einer groben Regel zufolge erst als krank, wenn man mindestens zehn Apnoen pro Schlafstunde hat, die mindestens zehn Sekunden anhalten. Rekordverdächtige Patienten sollen es sogar auf bis zu 110 Atempausen pro Stunde gebracht haben. Der Atem stockt meist für 30 bis 40 Sekunden, in Extremfällen aber auch für drei Minuten.

Inzwischen wissen Schlafärzte, dass auch so genannte Hypopnoen die Aufwachreaktion auslösen. Bei ihnen wird die Luftzufuhr nicht versperrt, aber um mehr als 25 Prozent reduziert. Haben Menschen überwiegend solche Hypopnoen, sprechen Fachleute auch vom «Upper Airway Resistance Syndrome», kurz UARS (Syndrom des erhöhten Luftwiderstands in den oberen Atemwegen). Als Maß für die Schwere von OSAS oder UARS gilt deshalb immer öfter der Apnoe-Hypopnoe-Index (AHI), der die Anzahl der Apnoen und Hypopnoen von mehr als zehn Sekunden Dauer pro Stunde Schlaf angibt.

Um den Buchstabensalat komplett zu machen: Zuständige Ärzteverbände definieren in ihren Leitlinien neuerdings die Schnarchkrankheit als OSAHS, (Obstruktives Schlafapnoe-Hypopnoe-Syndrom). Ab einem AHI von 15 sprechen Ärzte von schwerem bis mittelschwerem OSAS, ab einem AHI von fünf von mildem oder leichtem OSAS. Damit ein Arzt Schlafapnoe diagnostiziert, die er dann auch unbedingt behandeln wird, müssen aber auch einige der gefährlichen Begleitsymptome auftreten, etwa Bluthochdruck, Herzrhythmusstörungen, morgendliche Kopfschmerzen oder Tagesschläfrigkeit.

Öfter als man denkt.
Zahlen zur Schnarchkrankheit

Die Angaben über die Häufigkeit krankhaften Schnarchens schwanken stark. Die Dunkelziffer dürfte hoch sein, weil viele Menschen gar nicht wissen, dass sie eine Schnarchkrankheit haben. Bei Männern und Übergewichtigen tritt Extremschnarchen gehäuft auf. US-Forscher diagnostizierten bei einem Viertel des «starken Geschlechts» mehr als fünf Apnoen oder Hypopnoen pro Schlafstunde. Vier Prozent der Männer und zwei Prozent der Frauen zwischen 30 und 60 Jahren litten sogar am obstruktiven Schlafapnoe-Syndrom. Deutsche Experten schätzen, dass hierzulande vier Prozent der Frauen und neun Prozent der Männer nachts zu häufig Atempausen einlegen. Ungefähr die Hälfte davon sollen dringend behandlungsbedürftig sein. In den Leitlinien der Ärzteverbände steht, mindestens ein Prozent der Gesamtbevölkerung – also mehr als 800 000 Menschen – sei erkrankt, darunter doppelt so viele Männer wie Frauen.

Art des Schnarchens	Häufigkeit bei	
	Frauen	Männern
regelmäßiges Schnarchen insgesamt	28 %	44 %
Schnarchen mit häufigen Atempausen (AHI mindestens 5)	9 %	24 %
OSAS (AHI mindestens 5 und Tagesschläfrigkeit)	2 %	4 %

Tabelle 3: Wie häufig ist die Schnarchkrankheit

Die Befragung aller 3513 Mitarbeiterinnen und Mitarbeiter dreier US-amerikanischer Behörden ergab 1993, wie häufig regelmäßiges Schnarchen bei 30- bis 60-Jährigen vorkommt. 602 zufällig ausgewählte Befragte verbrachten eine Nacht im Schlaflabor. Es wurde ermittelt, wie viele davon häufige Apnoen und OSAS hatten (Quelle: Young u. a., 1993).

Seltener als obstruktive Apnoen sind so genannte zentrale Apnoen, die oft auch bei Menschen beobachtet werden, die schon lange Zeit am obstruktiven Schlafapnoe-Syndrom leiden oder wegen einer Erkrankung des Herz-Kreislauf-Systems ein gestörtes Atemregulationszentrum im Gehirn haben. Bei zentralen Apnoen stockt die Atmung aufgrund einer Falschmeldung dieser Steuerzentrale. Die Luftröhre bleibt frei. Diese Cheyne-Stoke'sche Atmung ist im Gegensatz zur obstruktiven Variante kaum therapierbar, nur das Asthma-Medikament Theophyllin kann gelegentlich helfen.

Das effektivste Mittel gegen OSAS sind Beatmungsmasken, die einen leichten Überdruck erzeugen und so den Rachen und die Luftröhre offen halten. Menschen mit starker Schlafapnoe sollten sie jede Nacht bis an ihr Lebensende tragen. Um ein schwaches OSAS in den Griff zu bekommen, reicht es manchmal sogar, die Lebensgewohnheiten umzustellen und mit ein paar simplen Tricks und Hilfsmitteln gegen das Schnarchen vorzugehen.

Lebensgefahr.
Schnarchen als Gesundheitsrisiko

Unzählige wissenschaftliche Studien belegen mittlerweile einen Zusammenhang zwischen regelmäßigem Schnarchen und einem erhöhten Risiko für Herzinfarkt und Schlaganfall.

1999 starben in Deutschland 850 000 Menschen. Davon hauchten gut 400 000 ihre Seele aus, weil Herz oder Kreislauf versagten, darunter 220 000 Männer. Eine Erkrankung an Herz und Kreislaufsystem war – wie in den Jahren zuvor und wie in anderen westlichen Ländern – die mit Abstand häufigste Todesursache der Deutschen.

Wozu das erwähnen? Ganz einfach: Die Statistik spricht dafür, dass auch Sie eines Tages mit großer Wahrscheinlichkeit an einem Herzinfarkt oder Schlaganfall, an Herzschwäche, Herzrhythmusstörungen oder plötzlichem Herztod sterben. Vor allem, wenn Sie schnarchen. Dann haben Sie nämlich neben Ihrer «westlich dekadenten» Lebensweise, neben Ihrem Hang zu Schokoriegeln, Schweinshaxen, Biergelagen, Stress, Zigarettenkonsum und Bewegungsmangel ein zusätzlich erhöhtes Risiko, dass ihr Herz-Kreislauf-System eines Tages nicht mehr mitspielt.

Klar belegt:
Schnarchen setzt die Adern unter Druck

Besonders hart sind die Prognosen, wenn Sie zu jenen 800 000 bis 4 Millionen Bundesbürgern zählen, die nach verschiedenen Schätzungen am obstruktiven Schlafapnoe-Syndrom erkrankt sind. So lautet zumindest das eindeutige Ergebnis von unzähligen Studien aus Europa und den USA: Höchst wahrscheinlich gibt es einen direkten Zusammenhang zwischen schwerem Schnarchen und erhöhtem Blutdruck, und der lässt wiederum die Wahrscheinlichkeit steigen, einen Herzinfarkt oder Schlaganfall zu bekommen.

Dr. Edward O. Bixler, der Schnarchforscher aus Pennsylvania, USA, der bereits mit dem Vorurteil aufräumte, Schnarchen sei bei jungen Menschen weniger gefährlich, hat auch den Zusammenhang zwischen Blutdruck und Schnarchstärke untersucht: 1000 Frauen und 741 Männer mit ernsthaften Schnarchproblemen, die per Zufallsbefragung aus fast 17 000 Menschen herausgefischt wurden, verbrachten innerhalb von fünf Jahren eine Nacht im Schlaflabor von Hershey. Dann verglichen Bixler und seine Kollegen die Schnarchstärke und den Blutdruck der Probanden. Außerdem achteten sie darauf, dass andere Faktoren, die den Blutdruck verändern, die Resultate nicht beeinflussten, etwa das Geschlecht, Alter und Gewicht der Testschläfer.

Dennoch hatten die Schnarcher häufiger Bluthochdruck als die Nichtschnarcher. Und zwar umso deutlicher, je heftiger sie sägten: Wer regelmäßig schnarcht, aber noch keine Atemaussetzer hat, hat ein anderthalbfach erhöhtes Bluthochdruckrisiko, Schnarcher mit schwacher Schlafapnoe bekommen zweieinhalbmal so oft Bluthochdruck wie Nichtschnarcher und bei Extremschnarchern mit mittelschwerem bis schwerem Schlafapnoe-Syndrom ist das Bluthochdruckrisiko gar um Faktor sieben erhöht. «Wenn Sie irgendeine Atemstörung während des Schlafes haben, und sei es simples Schnarchen, müssen Sie sich darüber im Klaren sein, dass Sie ein erhöhtes Risiko für Bluthochdruck haben und somit auch für die Probleme, die er auslöst», fasst Bixler zusammen.

Druck lass nach.
Mittel gegen Bluthochdruck

Ergibt Ihre Blutdruckmessung an mehreren Tagen und zu verschiedenen Uhrzeiten Werte über 140/90, dann ist zumindest eines klar: Wie mindestens 15 Millionen andere Deutsche sind auch Sie Hypertoniker, also Bluthochdruckpatient – und müssen handeln:

• **Ernähren Sie sich gesund.** Nehmen Sie mindestens fünfmal am Tag frisches Obst oder Gemüse zu sich, essen Sie mehr Salat, trinken Sie viel Saft. Essen Sie weniger Fleisch, mehr Fisch und mehr fettarme Milchprodukte.

• **Treiben Sie Sport.** Am besten ist mehrmals pro Woche ein ordentliches Ausdauertraining: Wandern oder Walking, Skaten, Radfahren, Aerobic oder Jogging. Ist Ihnen das zu viel, nehmen Sie wenigstens regelmäßig die Treppe anstatt des Fahrstuhls und fahren Sie mit dem Rad oder dem Roller zur Arbeit.

• **Bekämpfen Sie Stress.** Machen Sie öfter, was Ihnen ganz persönlich Spaß macht und Sie entspannt: Setzen Sie sich auf die Lieblingsbank im Park, treffen Sie sich mit Freunden, lernen Sie Entspannungsübungen oder gehen Sie zum Beten in die Kirche. All das senkt laut Untersuchungen den Blutdruck.

• **Nehmen Sie zur Not Medikamente.** Wenn die Lebensumstellung nicht reicht, kann Ihnen Ihr Arzt effektive Medikamente verschreiben. Doch Vorsicht: Die haben gelegentlich Nebenwirkungen.

Die Botschaft ist klar: Schnarchen ist ein Warnsignal. Und deshalb ein guter Grund für jeden Menschen mit Hang zur nächtlichen Ruhestörung, den Blutdruck zu checken und wenn nötig herunterzuzwingen. Ginge es nach Bixler, würde jeder Hausarzt sofort nach Bluthochdruck fahnden, wenn ein Patient ihm von seinem Geschnarche berichtet. Material, das seine Studie untermauert, gibt es seit Anfang der achtziger Jahre genug.

Fakten, Fakten, Fakten.
Neue Studien

Allein im Jahr 2000 wurden mehrere Aufsehen erregende Daten publiziert: Eine Auswertung der «Nurses' Health Study», die die Gesundheit von 72 000 US-amerikanischen Krankenschwestern analysiert, ergab, dass Frauen, die gelegentlich schnarchen, unabhängig von anderen Risikofaktoren um ein Fünftel häufiger am Herz-Kreislauf-System erkranken als Nichtschnarcherinnen. Bei regelmäßigen Schnarcherinnen ist das Risiko für Herzinfarkt, Schlaganfall und Co gar um ein Drittel erhöht. Frauen mit Schlafapnoe-Syndrom sind bei dieser Analyse noch nicht einmal berücksichtigt.

Um diesen Punkt haben sich Wissenschaftler der Universität von Wisconsin, USA, gekümmert. Die Daten von 709 zufällig ausgewählten Testschläfern zeigen: Wer ein schwaches Schlafapnoe-Syndrom hat, bekommt doppelt so leicht Bluthochdruck wie ein Nichtschnarcher. Ab mittelschwerem OSAS erhöht sich das Bluthochdruckrisiko sogar auf Faktor drei. Auch die bislang größte

Untersuchung bei Menschen mit Schlafapnoe passt ins Bild, die «Sleep Heart Help Study», organisiert von der US-amerikanischen Gesundheitsbehörde NIH: 6132 Schnarcher und Schnarcherinnen, denen häufiger als fünfmal pro Schlafstunde die Luft wegblieb, wurden von mehreren schlafmedizinischen Zentren erfasst. Insgesamt war ihr Bluthochdruck-Risiko um 45 Prozent erhöht. Je mehr Apnoen die Patienten hatten, desto höher war im Schnitt ihr Blutdruck, und das unabhängig von ihrer Herkunft, ihrem Geschlecht oder Gewicht.

Medizinstatistik ist eine komplizierte Sache. Und so wundert es nicht, dass die Ergebnisse der Studien auseinander klaffen. Wichtig ist: Sie alle bestätigen den Trend zur Gefahr des Schnarchens. Einige Zweifler behaupten zwar noch immer, die Schnarcherei erhöhe den Blutdruck nicht direkt. Nächtliche Säge-Arien und Atempausen seien lediglich eine Folge der gleichen ungesunden Lebensweise, die auch den Blutdruck in die Höhe jage. Diese Stimmen werden aber immer leiser. Stattdessen freuen sich Experten, unseren Killer Nummer eins endlich an einer neuen, viel versprechenden Front bekämpfen zu können: Die aktuellen Resultate «machen Mut, dass wir die Todesrate durch Herz-Kreislauf-Krankheiten senken können, indem wir nachdrücklicher als bisher Schlafapnoen diagnostizieren», sagt Dr. Claude Lenfant, Direktor der NIH-Abteilung, die die amerikanischen Schnarchstudien sponsert und kontrolliert.

Gesenkte Lebenserwartung.
Schnarcher sterben früher

Auch deutsche Schlafmediziner werden nicht müde zu betonen, wie gefährlich gerade das obstruktive Schlafapnoe-Syndrom ist. Unbehandelte Schlafapnoen sind schuld an «etwa 30 Prozent der Schlaganfälle», so Professor Friedrich Vogel, Chefarzt der Medizinischen Klinik III in Hofheim, Taunus: «Die Lebenserwartung reduziert sich bei diesem Krankheitsbild um etwa zehn Prozent.» Wer seine Schlafapnoe nicht behandeln lasse, sterbe in 40 von 100 Fällen binnen zehn Jahren. Der Alfelder Schlafmediziner Dr. Josef Wirth zitiert ähnlich drastische Zahlen: «Die Hälfte der massiven Apnoiker stirbt im Alter zwischen 50 und 60 Jahren an einer Herz-Kreislauf-Krankheit.»

Ein kurzer Rückblick auf die Eigenheiten des Extremschnarchens macht klar, warum diese Krankheit so gefährlich ist. Wenn nachts mehrere hundert Mal der Atem stockt, der Sauerstoffgehalt des Blutes sinkt und das Gehirn mit einer panikartigen, unbewussten Aufwachreaktion antwortet, zwingt das den Kreislauf dazu, auf Hochtouren zu arbeiten. Bei jeder Apnoe steigen kurzfristig Blutdruck, Muskeltonus, Herz- und Atemfrequenz. Die Erholung, die der Schlaf gerade auch für Pumporgan und Kreislauf bringen soll, bleibt aus. Kein Wunder, dass Schwerstschnarcher meistens zu den so genannten «Non-Dippern» gehören, das sind Menschen, bei denen der Blutdruck nachts nicht heruntergeht.

Normalerweise sinkt der Druck in den Adern gegen Abend ab, erreicht um drei Uhr nachts einen Tiefstand und steigt bis etwa zehn Uhr morgens wieder an. Bleibt das Blutdrucktief aus, lebt man noch gefährlicher als Menschen mit gewöhnlichem Bluthochdruck. Tagsüber darf der Blutdruck ruhig mal über Gebühr ansteigen, wenn er nachts auch wieder deutlich sinkt, meint zum Beispiel der Heidelberger Pharmakologe und Experte für Biorhythmen Professor Björn Lemmer. Geschehe das nicht, «erhöht sich die Wahrscheinlichkeit, dass Schäden an Herz, Gehirn, Gefäßen und den Nieren auftreten».

Wen wundert's, dass sowohl das obstruktive Schlafapnoe-Syndrom als auch das «Upper Airway Resistance Syndrome» mittlerweile auch in Medizinerkreisen als eigenständige, potenziell lebensbedrohliche Krankheiten anerkannt sind. Die meisten Schlafforscher gehen indes noch weiter. Für sie beginnt gesundheitsgefährdendes Schnarchen deutlich früher: Gerade jüngere Menschen würden oft nur schnarchen, ohne dass es zu Sauerstoffmangel komme. Dennoch könnten auch sie über Tagesschläfrigkeit klagen, Bluthochdruck und bestimmte Veränderungen des Hormonhaushalts bekommen. Diese Patienten, auch «Heavy snorer» – schwere Schnarcher – genannt, wachen offenbar ähnlich wie Apnoiker ständig, aber unbemerkt während der Nacht auf. Das Gehirn meldet Alarm, obwohl die Luft gar nicht wegbleibt.

Gefahr im Straßenverkehr.
Schläfrigkeit mit Todesfolge

Herzinfarkt und Schlaganfall sind indes nicht das einzige Damokles-schwert der Extremschnarcher: Je nachdem welche Studie man zitiert, geraten sie drei- bis sechsmal häufiger in einen Verkehrsun-fall als Gesunde. Sie sind übermüdet, schlafen hinterm Steuer ein oder konzentrieren sich nicht gut genug aufs Autofahren. Auch Arbeitsunfälle passieren ihnen öfter als Ausgeschlafenen. Und wie viele unaufgeklärte Auto- oder Arbeitsunfälle mit Todesfolge auf schnarchbedingte Schlaflosigkeit zurückzuführen sind, kann man nur spekulieren. Die US-amerikanische Verkehrsbehörde verbietet sicherlich nicht ohne Grund seit 1991 Berufskraftfahrern die Aus-übung ihres Jobs, wenn sie ein Schlafapnoe-Syndrom haben und dieses nicht effektiv behandeln lassen.

Schlafmediziner haben natürlich noch eine Reihe weiterer Ge-sundheitsrisiken der nächtlichen Krachmacherei auf dem Zettel. Dass die schnarchbedingte Übermüdung das Gedächtnis, Konzentra-tion, Potenz und Leistungsfähigkeit schwächen oder Depressionen und Reizbarkeit auslösen kann, ist an anderer Stelle bereits erwähnt. Ersten Hinweisen zufolge bewirken nächtliche Atempausen aber auch eine zum Teil dramatische Unterversorgung des Gehirns mit Sauerstoff. «Schwarze Löcher» in unserem Denkorgan sind die Folge – die wiederum können den Grips in Mitleidenschaft ziehen und einen ganz schön alt wirken lassen.

Wissenschaftler der Universität von Michigan in Ann Arbor, USA, untersuchten im Schlaflabor 25 Menschen mit schweren Kopf-weh-Attacken. Ohne es zu wissen, hatten 20 der Testschläfer ein Schlafapnoe-Syndrom. Es gibt sogar Hinweise, dass der apnoe-bedingte Sauerstoffmangel den Blutzuckerspiegel in die Höhe treibt und deshalb zur Ausbildung von Altersdiabetes beiträgt.

Halsweh und Scheidung.
Was dem Primär-Schnarcher droht

Wer zu den primären Schnarchern gehört, kann geradezu befreit und extra lautstark aufatmen. Weil ihm nie der Atem stockt und er keine der typischen gefährlichen Begleiterscheinungen hat, ist sein Gesäge aus medizinischer Sicht eher unbedeutend. Gewöhnliches

Schnarchen könne manchmal den Mund austrocknen und anfällig für Halsentzündungen machen, sagen Experten. Schlimmstenfalls würde besonders lautes Schnarchen das Gehör schädigen oder Menschen isolieren. Und: Nicht jeder Partner scheint den Lärm auf Dauer auszuhalten. Die Scheidungsrate von Schnarchern soll jedenfalls deutlich über dem Bevölkerungsdurchschnitt liegen.

Beziehungsprobleme.
Das Leid der Passivschnarcher

Partnerinnen und Partner von Schnarchern leiden manchmal stärker unter der nächtlichen Ruhestörung als die Krachmacher selbst. Doch viele verdrängen das Problem. Dabei lohnt sich der gemeinsame Kampf gegen die Sägerei fast immer: Beide Partner schlafen besser und haben auch wieder mehr Lust auf Sex.

Es gibt viele Argumente, etwas gegen schnarchbedingte Übermüdung zu tun. Das Marine-Gesundheitszentrum in Bethesda, USA, lieferte unlängst ein besonders überzeugendes: Der Schlafmangel der Schwerstschnarcher führt zu hormonellen Veränderungen und zu einer Überempfindlichkeit des Körpers, die das Sexualleben von Männern und Frauen im Keim ersticken können. Vor einer effektiven Antischnarch-Therapie war die Libido der Studienteilnehmer – 29 Männer und drei Frauen – im Keller. Danach hatten sie wieder häufiger Orgasmen und mehr Lust auf Sex.

Schlappe Sache.
Schnarchen als Sexkiller

Schon länger ist bekannt, dass viele Männer mit nächtlichen Atemaussetzern impotent werden. Schlafforscher vom Marienkrankenhaus in Kassel, die 500 Extremschnarcher befragten, fanden jetzt sogar heraus, dass jeder zweite Schlafapnoiker Probleme hat, sein bestes Stück aufzurichten. Die Betroffenen, die allerdings nur selten wissen, dass sie mit dem Schnarchen auch ihre Potenzprobleme in den Griff bekämen, leiden dabei nicht allein: Zum Sex gehören zwei. Und die Partnerinnen trifft der Verzicht oft noch härter. Denn sollte die Libido des Schnarchers tatsächlich durch die Sägerei nachlassen, heißt das noch lange nicht, dass auch das sexuelle Verlangen der Partnerin geringer wird.

Noch gehören solche Überlegungen in das Reich der Spekulationen. «Es gibt über dieses interessante Thema keine zuverlässigen Daten», sagt Dr. Riccardo Stoohs, Professor an der Stanford University, USA, und Schlaflaborleiter vom Dortmunder Zentrum für Schlafmedizin und Schlafforschung. Dass die Libido bei übermüdeten Menschen abnehme, sei bekannt. Er könne sich zudem vorstellen, dass die Partnerin weniger sexuelles Interesse habe, weil ihr der schnarchende Bettgenosse unattraktiv erschiene. Stoohs weiß nur einen Rat: «das Schnarchen beseitigen». Sind sich die Partner über die weit reichenden Folgen ihrer gestörten Nachtruhe im Klaren, sollten sie offen darüber reden und vielleicht sogar gemeinsam zum Arzt gehen.

Männer sind Schweine.
Geschlechterunterschiede

«Männer sind Schweine» singt die Popgruppe «Die Ärzte» und hat Recht. Eine Studie an der Stanford University in den USA ergab Folgendes: Frauen schnarchender Männer sorgen sich um die Gesundheit ihrer Gatten und drängen sie nachhaltig zum Arztbesuch. Männer schnarchender Frauen lassen sich dagegen deutlich häufiger scheiden.

Die Experten vom Zentrum für Schlafmedizin und Schlafforschung in Dortmund entdeckten zudem Geschlechterunterschiede in der nächtlichen Schnarchwahrnehmung: Frauen fühlen sich durch die Schnarcherei ihrer Männer leichter gestört als umgekehrt. Eine Testschläferin soll sich zum Beispiel über die Sägerei ihres Partners beschwert haben, obwohl sie selbst viel lauter schnarchte. «Frauen haben eine niedrigere Weckschwelle», folgert Schlafforscher Professor Riccardo Stoohs.

Tatsächlich ist Sex aber nur selten ein Thema, wenn ein Schnarcher zum ersten Mal in der Sprechstunde eines Schlafmediziners sitzt. Zwar kommen 80 Prozent der Schnarcher zum Arzt, weil Partner sie schicken, schätzt Stoohs. Doch sind die Triebfedern andere: Entweder sorgen sich die Partner um die Gesundheit der Schnarcher oder sie können selbst nicht mehr richtig schlafen. 13 Prozent aller deutschen Frauen gaben in einer Umfrage an, unter dem Schnarchen ihres Mannes zu leiden. Hinzu dürften viele kommen, die das Problem verdrängen. Sie reden sich ein, der Lärm störe sie gar nicht, er sei im Gegenteil sogar angenehm und gemütlich.

Folter in der Nacht.
Der Schlafraub an den Partnern

Dr. Riccardo Stoohs wollte genau wissen, was die Passivschnarcher ertragen müssen. Er ließ 12 Paare gemeinsam im Schlaflabor nächtigen und kommt zu einem erschreckenden Fazit: «Der Schlafverlust von Bettgenossen ist mit 30 bis 50 Prozent zu beziffern.» Videoaufnahmen zeigen, wie sich die Geplagten wehren: Passivschnarcher versuchen die Lärmquelle schon mal mit Fußtritten und Rippenstößen abzuschalten. Solche und viele andere, sanftere Weckmaßnahmen helfen aber nur, wenn der Schnarcher auf dem Rücken sägt, sich umwendet und dann tatsächlich Ruhe gibt. Zudem garantieren sie zwar eine Menge Aktivität im Bett, machen die Nacht aber noch weniger erholsam.

Andere Forscher wollen ermittelt haben, dass Schnarcher ihre Partner im Schnitt 26-mal pro Nacht wecken und ihnen 40 Prozent ihres Schlafes stehlen. Laut Stoohs schlafen die Partner von Schnarchern oft schlecht ein, haben Durchschlafstörungen und verbringen weniger Zeit im Tiefschlaf. Oft wird ihnen die Qual gar nicht bewusst, denn es ergeht ihnen ähnlich wie Menschen mit einem Schlafapnoe-Syndrom: Durch den Lärm schrecken sie kurz auf, bleiben ein paar Sekunden wach und nicken dann wieder ein. Die Störung dringt nur selten ins Bewusstsein vor. Doch sie raubt jedes Mal ein Stück nächtlicher Erholung.

Zu besonders detaillierten Ergebnissen kamen die Schlafmediziner der Mayo-Schlafklinik in Rochester, USA, als sie die Nächte von zehn Paaren beobachteten, bei denen jeweils der Mann heftig schnarchte. Demnach nehmen Extremschnarcher ihren Bettnachbarinnen jede Nacht eine Stunde Schlaf. Fast die Hälfte ihrer nächtlichen Wachphasen verdanken die Frauen besonders lauten Schnarchgeräuschen ihres Mannes. Bekommen die Männer eine Beatmungsmaske, die ihre Schnarcherei abstellt, sinkt die Zahl der Aufwachmomente bei den Frauen um 39 Prozent. Studienleiter Dr. John W. Shepard zieht aus diesen Ergebnissen eine besondere Motivation, nachtaktiven Baumfällern zu helfen: «Für jeden schnarchenden Patienten, den wir behandeln, verbessern wir die Lebensqualität von zwei Menschen.»

Als effektivste Sofortmaßnahme für unausgeschlafene Bettgenossen von Schnarchern gilt Ohropax. Versagen auch die Ohrstöpsel, machen Partner gerne einen radikalen Schnitt: Bevor sie sich voneinander trennen, trennen sie ihre Schlafzimmer – nach Auskunft der Ärzte einer der häufigsten Rettungsversuche von Schnarchpaaren. Ist die Wohnung groß genug und leidet der Passivschnarcher am Schlafentzug, so kann er sich damit natürlich ruhige Nächte sichern. Dem Schnarcher ist aber kaum geholfen.

Helfen Sie mit.
Was Partner tun können

Ist Ihnen Ihre Beziehung also noch etwas wert, sollten Sie alles daransetzen, die eigentliche Ursache, nämlich das Schnarchen, zu bekämpfen. Als gequälte Partnerin sollten Sie ihm sagen, dass Sie ihn trotz des Lärms mögen und dass Sie ihn trotz aller Rückschläge bei seinem Kampf gegen das Schnarchen unterstützen. Sie können aber auch direkt helfen, indem Sie den Schnarcher ermuntern, mit Ihnen zum Arzt zu gehen, und dort genau berichten, wann und wie Ihr Partner sägt.

«Die Bettgenossen sind unsere wichtigsten Informanten», sagen Schlafmediziner einhellig, «denn sie kennen das Schnarchen ihres Liebsten natürlich viel besser als er selbst». Und sie sind auch ehrlicher, wenn der Arzt nach den wichtigen Begleitsymptomen fragt wie Tagesschläfrigkeit, Bluthochdruck oder Reizbarkeit.

Auslöser und Gegenmittel.
Tipps für ruhige Nächte

Gute Nachrichten: Viele verschiedene Faktoren bringen unseren Rachen zum Vibrieren oder verstärken die Schnarcherei. Die meisten lassen sich effektiv bekämpfen. Wenn Sie den Lärm im Schlafzimmer also nicht mehr aushalten, stellen Sie ihn ab.

In Fernsehen und Zeitschriften tauchen immer öfter Berichte über das Schnarchen und seine Gefahren auf. Seien Sie ehrlich: Ihnen als Schnarcher geht das gewaltig auf die Nerven. Sie finden das ständige Gequatsche von den Risiken schon lange übertrieben. Sie schnarchen doch gar nicht so doll. Und wenn, dann sowieso nur jede zehnte Nacht.

Sollte diese Selbsteinschätzung tatsächlich stimmen, brauchen Sie nicht weiterlesen. Doch es wäre sicher nicht das erste Mal, dass Sie sich etwas vormachen. Die meisten Schnarcher beschummeln sich, wenn es um das Ausmaß ihrer Sägerei geht. Fragen Sie mal Ihre Nachbarn oder Partner, was die von den nächtlichen Geräuschen aus Ihrem Rachen halten. Selbst wenn Ihr Schnarchen noch nicht krankhaft ist, ist es niemals verkehrt, etwas aus eigener Kraft dagegen zu tun. Die lästige Sägerei ist vielleicht ein Signal Ihres Körpers, der Sie frühzeitig auf eine ungesunde Lebensweise aufmerksam machen will. Und – wer auch immer Ihr Bett teilt – ist für stillere Nächte garantiert dankbar.

Wenn Sie Ihre unbewusste Lärmquelle also abstellen wollen, gibt es eine gute Nachricht: Mit etwas Selbstdisziplin, Phantasie und Durchhaltevermögen können auch Sie den Lärmpegel senken oder das Schnarchen beenden. Zu Beginn müssen Sie ein wenig in sich gehen und Ihre individuellen Schnarchauslöser aufspüren. Auch bei Ihnen dürften, wie bei den meisten Menschen, viele Faktoren gleichzeitig zur Sägerei beitragen. Die einen schnarchen am lautesten, wenn sie auf dem Rücken liegen, ordentlich Alkohol getrunken haben und verschnupft sind. Die anderen sägen erst, seitdem sie ein paar Pfunde zugelegt haben und dann vor allem im Winter, wenn die Heizung die Raumluft austrocknet.

Kämpfen Sie nur gegen einen solchen Faktor an, specken Sie ab, trinken Sie weniger Alkohol oder versuchen Sie auf der Seite zu schlafen, wird ihr Geschnarche sicher leiser. Räumen Sie sogar alle Auslöser aus dem Weg, werden Sie endlich wieder ruhige Nächte verbringen. Natürlich sind einige Schnarchauslöser – etwa der Schlaf in Rückenlage – kaum oder nur mit großem Aufwand zu bekämpfen. Doch verzweifeln Sie nicht. Erklären Sie erst mal den leicht anzugehenden Faktoren den Krieg. Der Erfolg gibt Ihnen Mut für größere Leistungen.

Wollen Sie nun doch weiterlesen? Ihr Rachen, Ihre Gesundheit und der Mensch, mit dem Sie Ihre Nächte teilen, werden es Ihnen danken. Hier die häufigsten Schnarchauslöser und einfache Tipps, wie man sie am besten bekämpft.

Alkohol.
Schnarchfaktor Nummer eins

Schnaps, Wein und Bier hemmen den Atemantrieb und lassen die Rachenmuskulatur erschlaffen. Fast jedem Schnarcher hilft es deshalb, wenn er weniger Alkohol trinkt.

Gehören Sie zu den Partyschnarchern? Springt die Säge in Ihrem Schlund immer an, nachdem Sie sich in netter Runde bei Cocktails, Sekt und Bier amüsiert haben? Oder erreicht Ihr Rachen nach Trinkgelagen Rekordlautstärken, sodass Ihre Partnerin nicht nur wegen Ihrer Fahne und Ihrer schlappen Potenz ins Gästebett ausweicht? Das sind keine Zufälle.

Alkohol im Schnarchtest.
Schnaps erhöht die Lautstärke

Der HNO-Arzt Dr. Randolf Riemann stellte in einer Studie an der Universität Würzburg mit 22 Testschläfern einen gehörigen Einfluss von Alkohol aufs Schnarchen fest.

Alle Probanden waren notorische Schnarcher. Sie mussten zuerst drei Tage nüchtern bleiben, dann kamen sie für drei Nächte ins Schlaflabor. Zuerst wurde das Schnarchen ohne Alkoholkonsum registriert, dann mit 0,5 und schließlich mit 0,8 Promille «Sprit» im Blut. Die geräuschvoll verbrachte Schlafdauer betrug im Schnitt bei Nüchternheit 2,1 Prozent des gesamten Schlafs, bei 0,5 Promille 3,2 Prozent und bei 0,8 Promille 5,7 Prozent. Angetrunken schnarchten die Testschläfer also fast dreimal häufiger als nüchtern. Doch nicht nur die Schnarchzeit, auch die Schnarchlautstärke stieg an: Die einzelnen Laute überschritten bei 0,8 Promille Blutalkohol zwölfmal häufiger die 70 Dezibel-Grenze als bei Nüchternheit.

Und was passiert bei jenen Menschen, die nur gelegentlich schnarchen? «Bei jungen Männern kann der Alkohol das laute

Schnarchen sogar erst auslösen», sagt HNO-Arzt Riemann. «Die schnarchen überhaupt nicht, wenn sie nichts getrunken haben.» Alle Schnarchexperten sind sich einig: Wer etwas gegen seine Sägerei tun will, sollte als ersten Schritt abends einmal probeweise ganz auf Alkohol verzichten.

Dionysos:
Gott des Weines und erster prominenter Schnarcher

Als die Griechen vor rund 2500 Jahren ihre Göttermythen niederschrieben, zeichneten sie auch das älteste bislang bekannte Bild eines Schwerstschnarchers: Dionysos, Sohn des Zeus und der Semele, Gott des Weines und der Fruchtbarkeit, soll so heftig gesägt haben, dass seine zahlreichen, ausschweifend wilden Verehrerinnen ihn immer wieder mit dem Thyrosstab schlugen, bis er wach wurde. Der Thyrosstab, ein Stock mit einem Pinienzapfen am Ende, war für den Gott mit dem feuchtfröhlichen Lebenswandel offenbar so wichtig, dass er als Erkennungszeichen in allen Bildern von ihm auftaucht.

Vielleicht mussten die Gespielinnen auch tagsüber immer wieder zuschlagen, weil der übermüdete, schnarchgeplagte Dionysos einnickte. Aus heutiger Sicht kann es jedenfalls kein Zufall sein, dass unter den vielen Bewohnern des Olymp ausgerechnet der Gott des Weines schnarchte. Offenbar hatten bereits die Gelehrten des Altertums begriffen, was moderne Mediziner wissen: Alkohol begünstigt nächtliche Säge-Arien so stark wie kaum ein anderer Schnarchfaktor.

Der Dreifach-Schnarchfaktor.
Wie Alkohol wirkt

Die Droge macht nicht nur locker im Umgang mit anderen Menschen, weil sie im Gehirn die Areale manipuliert, die über unsere Selbstkontrolle wachen. Sie sorgt auch für entspannte Muskeln. Dadurch wird es im Rachen enger, seine Weichteile geraten leichter aneinander und sind lockerer aufgehängt. So wird schon mal aus einem lauten Atemzug ein leiser Schnarcher oder aus einem gemütlichen Schnorchler eine lästig-laute Säge-Arie.

Doch Alkohol fördert das Schnarchen noch auf einem zweiten Weg: Er wirkt direkt auf das Atemzentrum und hemmt den Antrieb zum Luftholen. Alkoholisierte Menschen atmen flach und langsam. Zudem verlieren Betrunkene die Koordinationsfähigkeit. Jeder kennt den schlingernden Gang und die lallende Sprache, die daraus resultieren. Schnarcher wissen aber zu selten, dass auch die Feinabstimmung im Schlund leidet – zulasten ihrer Bettruhe.

Extremschnarcher müssen mit Alkohol besonders vorsichtig sein. Sind sie angetrunken, neigen sie noch leichter als sonst zu den gefährlichen Schlafapnoen. Bei einigen Schnarchern treten die Atemaussetzer sogar nur unter Alkoholeinfluss auf. Sie verlieren die Kontrolle über ihre Zunge, das Geschmacksorgan fällt im Schlaf zurück und verschließt den Rachen. Die per Alkohol gelockerte Halsmuskulatur bringt die Luftröhre zudem eher als sonst zum Zusammenfallen. Und auch Gaumensegel, Rachenwand und Zäpfchen haben es in einem alkoholisch verengten Schlund bei vermindertem Atemantrieb besonders leicht, dem Betrunkenen zwischenzeitig den Lufthahn abzudrehen. Wer ohnehin am Schlafapnoe-Syndrom laboriert, sollte ab zwei Stunden vor dem Einschlafen noch nicht einmal an Schnapspralinen naschen. Denn der Schlaf, der Apnoikern auch nüchtern wenig Erholung bringt, wird unter Alkoholeinfluss von noch mehr Atemaussetzern unterbrochen.

Haben Sie ein Alkoholproblem?

Wenn Sie zwei der folgenden vier Fragen mit Ja beantworten, haben Sie wahrscheinlich ein Alkoholproblem. Reden Sie darüber mit Ihrem Hausarzt.

1. Haben Sie erfolglos versucht, Ihren Alkoholkonsum einzuschränken?
2. Ärgert es Sie, dass andere Menschen Ihren Alkoholkonsum kritisieren?
3. Haben Sie schon mal Schuldgefühle gehabt, weil Sie zu viel oder zu häufig Alkohol trinken?
4. Trinken Sie schon vor dem Frühstück, um Ihre Nerven zu beruhigen oder einen Kater loszuwerden?

Gefährliche Schlummerhilfe.
Alkohol als Schlafzerstörer

Besonders fatal: Auch der Schlafrhythmus wird durch Alkohol gestört. Die meisten Menschen kennen das Gefühl, im Rausch schnell und tief einzuschlafen. Sie kennen aber auch die Stimmung am nächsten Morgen, wenn sie sogar ohne Kater alles andere als erholt sind. Unter Alkoholeinfluss sind sie rasch wieder aufgewacht und haben den Rest der Nacht in einem ungesunden Wechselbad zwischen nervösen Träumen und viel zu langen, halb wachen Dämmerphasen verbracht.

Man muss also noch nicht einmal schnarchen, um nach einem Zechabend deutlich weniger Tief- und REM-Schlaf als nötig zu bekommen – eine Erkenntnis, die sich noch kaum herumgesprochen hat. Zahlen des Forsa-Instituts von 1997 belegen, dass neun Prozent der deutschen Männer abends regelmäßig Alkohol trinken, um überhaupt einschlafen zu können. Die Fachzeitschrift «Sucht» publizierte 1998: Sieben Millionen Deutsche würden mindestens so viel Alkohol trinken, dass sie eine Abhängigkeit riskieren, nämlich 20 Gramm oder zwei kleine Bier pro Tag bei Frauen und 30 Gramm oder drei kleine Bier pro Tag bei Männern. Andere Umfragen ergaben, dass ein knappes Drittel aller erwachsenen Bundesbürger täglich zur Flasche greift.

Gerade Sie als Schnarcher, der etwas gegen die Lärmerei unternehmen will, sollten einmal ehrlich in sich gehen und überlegen, wie oft Sie abends noch zum «Schlummerbierchen» greifen oder sich «ein letztes Gläschen Wein» mit an den Nachttisch nehmen. Und dann: Gewöhnen Sie sich diese Unsitte besser ab.

Wie Sie es schaffen, weniger zu trinken

Trinken Sie nicht täglich. Achten Sie darauf, immer wieder alkoholfreie Tage einzulegen. Und fragen Sie danach Ihre Partnerin, ob Sie nachts leiser waren als sonst.

Trinken Sie nicht nach 21 Uhr. Für Schnarcher und andere Menschen mit Schlafproblemen ist es wichtig, möglichst nüchtern zu Bett zu gehen. Die letzten zwei Stunden vor dem Einschlafen bleibt die Flasche also besser in der Bar.

Beachten Sie Grenzwerte. Versuchen Sie, die empfohlene maximale Tagesdosis nicht zu überschreiten. Männer: $\frac{3}{4}$ Liter Bier oder $\frac{3}{8}$ Liter Wein; Frauen: $\frac{1}{2}$ Liter Bier oder $\frac{1}{4}$ Liter Wein. Trinken Sie regelmäßig mehr, steigt Ihr Risiko für viele ernste Krankheiten wie Krebs, Leberversagen oder Depression. Der Schnarchlevel kann übrigens schon bei geringeren Alkoholmengen steigen.

Reden Sie sich nicht heraus. Apfelschorle oder Mineralwasser löschen den Durst besser als Bier. Mit Orangensaft kann man genauso gut anstoßen wie mit Sekt.

Probieren Sie Drinks mit null Promille. Wählen Sie in der Kneipe ganz bewusst auch mal einen alkoholfreien Drink, etwa Kiba (Kirsch- und Bananensaft), Bitter Lemon oder Spezi. Bestimmt ist auch etwas für Ihren Geschmack dabei.

Seien Sie ehrlich zu sich selbst. Auch wenn's schwer fällt: Versuchen Sie sich an jedes Gläschen zu erinnern, wenn Sie vor lauter Schnarchen mal wieder beinahe aus dem Bett gefallen sind.

Bier darf auch mal alkoholfrei sein. Gerstensaft ohne Alkohol steht jedem Mann, er hält ihn schlank und macht sein Schnarchen leiser.

Seien Sie stark! Verzicht ist kein Zeichen von Schwäche, sondern Ausdruck eines entschiedenen Willens.

Übergewicht.
Abspecken für ruhige Nächte

Zwei Drittel der Schwerstschnarcher haben Übergewicht. Wenn man zunimmt, verengen die Fettpolster auch den Rachen. Für Dicke gilt deshalb: Jedes Kilo Gewichtsverlust senkt die Schnarchlautstärke und die Häufigkeit von Atemaussetzern.

Trinken Sie viel Bier? Dann liegt hier vielleicht Ihr Schnarchrätsel begraben. Ganz abgesehen davon, dass der Gerstensaft natürlich reichlich Alkohol enthält, schlägt jedes Gläschen oder Fläschchen, das Sie in der vergangenen Zeit zu viel getrunken haben, auch auf Ihr Gewicht. Blicken Sie doch einmal in aller Ruhe an sich herab. Wächst da nicht so ein kleiner, gemütlich runder Bierbauch? Wenn Sie den verringern, ist es sehr wahrscheinlich, dass Sie auch leiser schnarchen werden.

«Gewichtsreduktion ist eine der wichtigsten therapeutischen Maßnahmen gegen Schnarchen und Schlafapnoe», weiß Dr. Andrea Bosse-Henck, Schlaflabor-Leiterin am Zentrum für Innere Medizin der Universität Leipzig. Sie empfiehlt schwergewichtigen Schnarchern, während des Abspeckens ihren Halsumfang zu kontrollieren. Nehme dieser um nur drei bis vier Zentimeter ab, «bessern sich die Symptome deutlich».

Wenn ihre Patienten eine Kragenweite von 45 Zentimetern oder mehr haben, bekommen Schnarchmediziner Sorgenfalten. Denn es gibt reichlich wissenschaftliche Studien, die den engen Zusammenhang zwischen Übergewicht und der nächtlichen Krachmacherei untermauern. So werden schwergewichtige Schnarcher beschrieben, die ihr Sägen allein dadurch in den Griff bekamen, dass sie 14 Pfund abnahmen. «Ein Schlafapnoiker mit einem Körpergewicht von 90 Kilogramm, dessen Idealgewicht bei 75 Kilogramm liegt, kann durch die Abnahme von circa zehn Kilogramm sowohl seine nächtliche Atmung als auch seine Schlafqualität erheblich verbessern und die Tagesschläfrigkeit deutlich vermindern», rechnet Dr. Thomas Penzel von der Universität Marburg vor.

Es ist also sicher kein Zufall, dass zwei Drittel der schweren Schnarcher deutliches Übergewicht haben. Wer sein Normalgewicht um zehn Prozent überschreitet, riskiert bereits, allein wegen der Fettpölsterchen zur Lärmbelästigung zu werden. «Wiegen Sie sogar 20 Prozent mehr, wäre es fast schon ein medizinisches Wunder, wenn Sie nicht schnarchen würden», sagt Dr. Ingrid Dobbertin, Leiterin des Schlaflabors in Gerlingen.

Haben Sie Übergewicht?

Die Hälfte der Frauen und 70 Prozent der Männer in Deutschland wiegen zu viel – ein Fünftel davon gilt sogar als stark übergewichtig. Wollen Sie wissen, ob Sie dazugehören?

1. Messen Sie Ihre Körpergröße in Zentimetern und ziehen Sie 100 ab (Frauen 100 minus 10 Prozent). So haben Sie ein grobes Maß für Ihr Normalgewicht. 10 Prozent darüber sind leichtes, 20 Prozent darüber starkes Übergewicht. Beispiel: Bei 175 cm Körpergröße ist Ihr Normalgewicht etwa bei 75 kg (Frauen 67,5 kg). Leichtes Übergewicht haben Sie mit 82,5 kg (74 kg), starkes Übergewicht mit 90 kg (81 kg).

2. Wenn Sie es ganz genau wissen wollen, berechnen Sie Ihren Body-Mass-Index (BMI): Nehmen Sie Ihr Körpergewicht in Kilogramm und teilen Sie es zweimal hintereinander durch die Körperlänge in Metern. Resultate zwischen 19 und 25 bei jungen und zwischen 22 und 29 bei älteren Menschen gelten als normal. Beispiel: Sie sind 1,75 m groß und männlich. Bei Ihrem Alter von 30 Jahren liegt der ideale BMI zwischen 20 und 25. Mit 75 kg lägen Sie in diesem Bereich: 75 kg geteilt durch 1,75 m geteilt durch 1,75 m macht 24,5. Bei 82,5 kg ist der BMI 26,9 – zeigt also leichtes Übergewicht an. Und bei 90 kg ist der BMI 29,4 – das spricht für deutliches Übergewicht.

Laute Enge.
Wie zu viel Fett im Rachen wirkt

Überschüssiges Fett lagert sich nicht nur auf Bauch, Nacken oder Hüften ab. Fettpölsterchen bilden sich auch in Rachen und Hals. Dadurch verkleinert sich der Raum zum Luftholen, es wird eng, der

Atem verwirbelt sich. Die Schnarchsäge legt los. Und sie ist auch noch besonders gut geschmiert. Denn das Rachengewebe verliert zusätzlich seine Festigkeit und vibriert leichter als sonst. Vor allem deshalb schnarchen dicke Menschen oft auch lauter als dünne.

Klar, dass ein Schlund, den Fetteinlagerungen verengen, sich auch besonders leicht verschließt. So sind gerade unter Schlafapnoikern besonders viele übergewichtige Menschen. Bei krankhaftem Schnarchen und einer gestörten Nachtruhe mit häufigen Atemaussetzern ist Abspecken deshalb allererste Patientenpflicht.

Oft sind es sogar die immer häufiger werdenden, qualvoll durchschnarchten Nächte, die dicken Menschen erst bewusst machen, wie viel sie ihrem Körper zumuten. Wenn Sie also ein gut beleibter Schnarcher sind, schimpfen Sie nicht darauf, dass Sie jetzt auch noch wegen der Sägerei abnehmen sollen. Begreifen Sie die Erkenntnis als Chance, dass ein paar verlorene Pfunde Sie vielleicht wieder durchschlafen lassen. «Es ist eine günstige Situation für den Beginn einer Diät, wenn übergewichtige Personen erstmals eine Beeinträchtigung ihrer Gesundheit spüren», sagt Professor Robert H. Ekel von der Universität von Colorado, USA.

Wer mit dem Abnehmen zu lange wartet, muss laut Ekel mit gefährlicheren Folgen des Übergewichts rechnen: Neben dem Schnarchen würden Atemstillstände und Herzrhythmusstörungen drohen. «Diese wiederum können Vorboten für plötzliche Ereignisse wie einen Herzinfarkt sein, wenn sich nichts am Übergewicht der Patienten ändert», so Ekel. Also holen Sie sich Ihre Bettruhe zurück und schützen Sie Ihr Herz: Nehmen Sie ab.

Wie die Pfunde purzeln

«Übergewicht verliert langfristig nur derjenige,
der sein Essverhalten verändert
und sich regelmäßig mehr bewegt.»
Deutsche Gesellschaft für Ernährung

Gehen Sie öfter zu Fuß. Lassen Sie das Auto so oft wie möglich stehen. Benutzen Sie Ihre Füße oder fahren Sie mit dem Rad. Und machen Sie ausgedehnte Spaziergänge. Scheint Ihnen das zu langweilig, dann legen Sie sich einen Hund zu. Der zwingt Sie, rauszugehen.

Finden Sie Ihren Traumsport. Gerade wenn Sie den ganzen Tag am Schreibtisch verbringen, sollten Sie am Feierabend nicht auf dem Sofa versauern. Suchen Sie sich eine Sportart, die zu Ihnen passt: Jogging, Fitnesstraining, Fahrrad fahren, Tennis, Schwimmen oder Fußball spielen mit Freunden im Park. Ganz nebenbei stärken Sie damit auch Herz und Kreislauf.

Bewegen Sie sich richtig. Wichtig ist, dass Sie regelmäßig Sport treiben (mindestens 2- bis 3-mal pro Woche). Das regt dauerhaft den Kreislauf an, verbrennt Energiereserven und trainiert die Muskulatur. Hochleistungen sind für untrainierte Menschen allerdings eher schädlich. Also fangen Sie gemütlich an und überfordern Sie sich nicht.

Essen Sie mehr Gemüse und Obst. Eine dauerhafte Ernährungsumstellung ist der beste Weg zum Abnehmen: Am wichtigsten ist dabei, dass Sie möglichst viel frisches Gemüse und Obst essen. Magermilch- und Vollkornprodukte sind auch gut. Hülsenfrüchte und Getreide sind geeignet, weil sie viel Eiweiß, aber wenig Fett enthalten.

Reduzieren Sie das Fett im Essen. Dämpfen Sie Gemüse nur im eigenen Saft, braten Sie Fleisch mit wenig oder gar keinem Fett (beschichtete Pfanne), rühren Sie Saucen mit Joghurt oder Dickmilch statt Sahne an, essen Sie Salzstangen statt Chips, Salzkartoffeln statt Pommes, Laugenhörnchen statt Croissants. Essen Sie insgesamt weniger Fleisch und Wurst und wenn, dann nur magere Sorten oder gleich die gesündere Alternative Fisch.

Achten Sie auf versteckte Fette. Insgesamt sollte man allerhöchstens 90 Gramm Fett am Tag essen – das ist ein gutes Drittel weniger, als der Durchschnittsdeutsche zu sich nimmt. Doch meist sieht man dem Essen nicht an, wie fetthaltig es ist. Zum Beispiel Salami, Leberwurst, Pizza oder belegte Brötchen sind oft gewaltige Dickmacher. Lesen Sie die Packungsinfos von häufig verzehrten Produkten und vergleichen Sie, ob Alternativen weniger Fett enthalten.

Hören Sie im richtigen Moment auf. Gerade wenn es gut schmeckt, essen wir gerne weit über unseren Appetit hinaus. Deshalb: Lassen Sie sich Zeit beim Essen und nehmen Sie nicht mehr zu sich, als Sie zum Sattwerden brauchen.

Hören Sie Mozart. Ernährungswissenschaftler von der Johns Hopkins Universität in Baltimore, USA, analysierten den Einfluss von Musik auf unser Essverhalten. Bei ruhiger, klassischer Musik kauten Testesser langsam und sorgfältig und schluckten im Schnitt nur drei Bissen pro Minute. Sie waren früher satt als eine Vergleichsgruppe, und es hatte ihnen viel besser geschmeckt.

Trinken Sie weniger Alkohol. Alkohol macht dick. Ersetzen Sie Bier und Schnaps aber nicht durch süße Brausen, sondern durch kalorienarme Getränke wie Saftschorle oder Mineralwasser.

Machen Sie keine radikalen Diäten. Extreme Abmagerungskuren, bei denen Sie Ihr Gewicht reduzieren, ohne Ernährung und Lebensstil dauerhaft umzustellen, schlagen erbarmungslos zurück: Der Jo-Jo-Effekt lässt Sie nach gelungenem Abspecken mit solchem Heißhunger spachteln, dass Sie binnen kurzer Zeit noch mehr wiegen als zuvor.

Gehen Sie zum Arzt. Für krankhaft übergewichtige Menschen gibt es moderne Medikamente. «Xenical» hemmt die Fettaufnahme durch den Darm und «Reductil» verändert den Stoffwechsel. Allerdings sind diese Mittel nur für die Umstellungsphase geeignet. Sie sollen es den Patienten erleichtern, den Lebensstil zu ändern. Der Arzt gibt Ihnen zudem wichtige Tipps und verweist Sie wenn nötig an Selbsthilfegruppen, einen Ernährungsfachmann oder einen Psychologen.

Kontrollieren Sie den Erfolg. Rechnen Sie immer wieder aus, wie Ihr BMI oder Ihr Halsumfang zurückgehen. Und fragen Sie Ihre Partnerin, ob Sie schon leiser schnarchen. Positive Rückmeldung motiviert enorm.

Rückenlage.
Schnarchen durch Schwerkraft

Rückenschläfer schnarchen besonders häufig. Schuld ist die Schwerkraft, die Zunge und Unterkiefer nach unten drückt. Einer der ersten Tipps für geplagte Holzfäller lautet deshalb: Ändern Sie Ihre Schlafposition.

L. W. Wilson machte im Jahre 1900 eine grausame Erfindung: Er schmiedete drei Metallstäbe zu einem fünf mal fünf Zentimeter messenden Metallkreuz zusammen, an dessen Enden kleine Metallkugeln saßen. Der morgensternartige Gegenstand diente aber weder als Waffe noch als Folterinstrument. Wilson knüpfte ihn an zwei sich kreuzende Lederriemen, schnallte sich seine Erfindung wie einen Rucksack über die Schulter und ging zu Bett.

Wie gut der amerikanische Erfinder in dieser Nacht schlief, ist nicht überliefert. Fest steht, er wollte nicht mehr auf dem Rücken liegen und schnarchen. Der Morgenstern klemmte zwischen den Schulterblättern und weckte ihn schmerzhaft, wenn er sich nachts auf den Rücken drehte. Möglichst unbewusst sollte ihn seine Erfindung langfristig in die vermeintlich schnarchfreie Seitenlage zwingen, so wie es bereits um 1780 die Kanonenkugeln taten, die den Soldaten im nordamerikanischen Unabhängigkeitskrieg in die Uniformen eingenäht worden waren.

Dreh dich endlich!
Die Vielfalt der Seitenschlaf-Hilfen

Noch heute ist Wilsons Prinzip weit verbreitet: «Sweet Dreams», zum Beispiel, heißt ein rund 25 Euro teures Stoffherz mit hartem Kern, das der Schnarcher mit einer Sicherheitsnadel am Schlafanzug befestigen soll. Nachtaktive Holzfäller können aber auch eine Antischnarch-Bandage erstehen, in deren Rückenteil eine Schaumstoffwurst eingenäht ist. Das so genannte «Antischnarch-Kissen» begnügt sich hingegen damit, den Kopf des Krachmachers zur Seite zu wenden. Es bildet in seiner Mitte einen kleinen Hügel, von dem der Schädel angeblich seitlich herunterkullert.

Weitaus preisgünstiger kommt weg, wer einen viel zitierten Tipp von Schlafmedizinern befolgt und sich einen Tennisball an die Rückenseite des Schlafanzugs näht. Auch wenn es nicht immer wirkt, ist es einen Versuch allemal wert: Grundsätzlich empfiehlt sich für Schnarcher und Menschen mit einem Schlafapnoe-Syndrom, auf der Seite zu schlafen, denn die Beschwerden treten manchmal nur in Rückenlage auf, sagen Schnarchexperten unisono.

Die Erklärung für das Phänomen ist simpel: Wenn man auf dem Rücken liegt und der Schlaf die Muskeln von Unterkiefer und Zunge lockert, kann es einmal mehr zu eng im Rachen werden. Die Schwerkraft drückt in solchen Momenten die Zunge geradezu in den Schlund hinein. Zudem hat sie weniger Platz als sonst, weil auch der Unterkiefer nach hinten rutscht und sich das Gaumensegel absenkt. Gelegentlich sperren Rückenschläfer sogar den Mund auf, was ihr Schnarchen zusätzlich verstärken kann.

Also, lieber Schnarcher, wenn auch Sie ein Rückenschläfer sind, kramen Sie in Ihrer alten Sporttasche nach den Tennisbällen von der letzten Saison oder stibitzen Sie Ihrem Hund eine seiner gelben Filzkugeln aus dem Körbchen und nähen Sie sich das Ding an den Pyjama. Nach zehn Minuten sind Sie fertig, und vielleicht wird die Stichelei ja tatsächlich belohnt. Allerdings muss ich Ihre Freude auf eine ebenso schnelle wie simple Lösung an dieser Stelle etwas dämpfen. Es ist schwerer als man denkt, die gewohnte Schlafposition aufzugeben, weiß Professor Karl-Heinz Rühle, Schlaflaborleiter und Chefarzt der Klinik Ambrock in Hagen. Und er gibt zu bedenken: «Auch der Tennisball löst eine Weckreaktion aus, die den gesunden Schlaf empfindlich stört.»

Wie Sie lernen, auf der Seite zu schlafen

Kontrollieren Sie Ihre Schlafposition. Bitten Sie Partner oder Partnerin zu beobachten, wie Sie im Bett liegen, wenn Sie schnarchen. Schlafen Sie allein, konzentrieren Sie sich auf Ihre Körperlage, wenn Sie erwachen und das Gefühl haben, gerade geschnarcht zu haben. Sollten Sie tatsächlich bevorzugt auf dem Rücken schnarchen, meiden Sie von nun an bewusst den Rückenschlaf.

Schlafen Sie auf der Seite ein. Wenn Sie die Nacht bereits in Seitenlage beginnen, gewöhnen Sie sich langfristig vielleicht an diese Position. Natürlich ist das nur ein erster Schritt. Unbewusst werden Sie sich im Schlaf immer wieder auf den Rücken drehen.

Geben Sie dem Rücken Halt. Stopfen Sie sich Kissen oder eine Decke hinter den Rücken, die Ihnen das Umdrehen in Seitenlage erschweren. Am schönsten ist natürlich, wenn Sie eine lebendige Rückenstütze zur Hand haben, die sich in Löffelposition an Ihren Rücken schmiegt.

Greifen Sie zum Tennisball. Nähen Sie sich einen Tennisball in das Rückenteil Ihres Schlafanzugs. Das hat schon viele Schnarcher daran gehindert, sich auf den Rücken zu drehen.

Bekämpfen Sie das Problem zu zweit. Akzeptieren Sie es, wenn Ihre Partnerin Sie weckt und bittet, sich auf die Seite zu drehen. Manche Psychologen behaupten, so könnten Sie auf Dauer regelrecht lernen, von sich aus und ohne es selbst zu merken, auf Ihr Schnarchgeräusch mit einer Wende zu reagieren. Angeblich funktioniert ein solches Training übrigens auch ohne Wecken. Schnarchgeplagte Mitschläfer sollen laut und bestimmt zum schlafenden Ruhestörer sagen: «auf den Bauch drehen».

Probieren Sie eine Weckhilfe. Wenn Sie alleine schlafen oder Ihre Partnerin schonen wollen, kann ein Gerät helfen, das Sie auf unterschiedlichste Art weckt, sobald es die typischen Schnarchgeräusche registriert.

Lernen Sie die Wende im Schlaf. Einen besseren Schlaf garantieren Weckhilfen auf Dauer natürlich nur, wenn sie sich überflüssig machen: Als Schnarcher müssen Sie lernen, sich zu wenden, ohne aufzuwachen oder geweckt zu werden.

Alterung.
Der schleichende Schnarchförderer

Ältere Menschen schnarchen häufiger als junge und leiden oft auch deutlich stärker unter den Folgen. Die Ursachen sind vielfältig. Doch es gibt Methoden, das alterungsbedingte Schnarchen hinauszuzögern.

Sie sind jung und schnarchen schon? Dann können Sie sich den meisten Statistiken zufolge auf einiges gefasst machen. Mit dem Alter werden Sie wahrscheinlich häufiger, lauter und mit einem größeren Hang zu gefährlichen Apnoen sägen. Schnarcht nach drei Lebensjahrzehnten nur ein Drittel der Männer, so sind es bei den 60-Jährigen schon mehr als die Hälfte, für die ruhige Nächte Seltenheitswert haben. Frauen schnarchen nur in jungen Jahren seltener als Männer. Nach der Menopause holen sie rasch auf.

Schlaffe alte Muskeln.
Eine neue Studie

Doch was macht alte Menschen so anfällig für die Schnarcherei? Zum einen sind sie oft ein wenig fülliger als durchtrainierte Jünglinge. Zum anderen verliert mit der Zeit das Gewebe des Körpers an Spannkraft und Elastizität. Rein äußerlich bilden sich dadurch Falten in der Haut, innerlich erschlaffen Muskeln und Bindegewebe, auch im Hals- und Rachenraum. Dadurch fängt das Schnarchen oft erst an, wird deutlich lauter, oder es kommt vermehrt zu Schlafapnoen.

Eine ganz neue Erklärung, warum ältere Menschen so oft schnarchen, publizierte im Sommer 2000 ein Forscherteam um den Physiologen Christopher Wornsop vom Austin and Repatriation Medical Centre im australischen Heidelberg: Je älter man ist, desto deutlicher verringert sich der Muskeltonus im Schlaf. Die Forscher verglichen die Muskelspannung bei schlummernden 20- bis 25-Jährigen mit jener bei 42- bis 67-Jährigen. In der Gruppe der älteren Testschläfer nahm die Muskelspannung während der Einschlafphase um bis zu 40 Prozent stärker ab als bei den jüngeren Teilnehmern. Das reiche bei manchen Schnarchern sogar aus, um ohne weitere Faktoren zum obstruktiven Schlafapnoe-Syndrom zu führen, mutmaßen Wornsop und Kollegen.

Die Jung-Halter.
Von Hormonen und ihrer Macht

Nicht zuletzt mischen sogar die Hormone mit, wenn die Schnarchsäge mit den Jahren aufdreht. Vor allem beim weiblichen Geschlecht gibt es dafür eine Reihe von Indizien. «Östrogene geben dem Gewebe von jungen Frauen Elastizität. Fehlen sie, erreicht die Schlaffheit von Zäpfchen und Gaumensegel und damit auch die Schnarchneigung schnell das männliche Niveau», erklärt der Alfelder Internist Dr. Josef Wirth.

Doch auch bei Männern sind vermutlich Hormone im Spiel, wenn sie in den besten Jahren plötzlich zu schnarchen beginnen. Dr. Eve Van Cauter, Chronobiologin an der Universität von Chicago, USA, untersuchte mit Kollegen 149 schlafende Männer zwischen 16 und 83 Jahren. Im Alter von 30 bis 50 nahm die Tiefschlafdauer der Männer kontinuierlich ab. Fatalerweise produzierte der männliche Körper deshalb auch immer weniger Wachstumshormone, die überwiegend während des Tiefschlafs erzeugt werden (vgl. Abb. 2, S. 33).

Dadurch verlangsamt sich wiederum der Fettabbau, und die Muskeln verlieren einen Teil ihrer Leistungsfähigkeit. Die Männer werden mollig und weniger muskulös – beides schafft ideale Voraussetzungen für nächtliche Schnarcharien. Van Cauter und Kollegen regen an, bei mittelalten Männern den Einsatz von Wachstumshormonen gegen Alterungserscheinungen zu testen. Als Alternative solle man Medikamente entwickeln und ausprobieren, die den Tiefschlaf verlängern.

Hoffen Sie jetzt aber bitte nicht auf eine einfache Lösung all Ihrer Gewichts- und Schnarchprobleme. Die langjährigen Erfahrungen mit dem Einsatz künstlicher Hormone bei Frauen nach der Menopause zeigen, dass solche Maßnahmen keine Wunder wirken und auch neue gesundheitliche Risiken mit sich bringen. Die Forscher aus Chicago urteilen deshalb zurückhaltend über die Hormonersatztherapie beim Mann um die 50: «Der Nutzen einer solchen Behandlung ist noch nicht geklärt.»

Eine andere Erkenntnis aus der neuen Studie ist jedoch, dass ein tiefer, ausgeruhter und entspannter Schlaf Männer länger jung hält. Etwas für den gesunden Schlaf zu tun, ist deshalb der erste der nun folgenden Tipps gegen den schleichenden Schnarchförderer Alterung.

Wie Ihr Rachen in Form bleibt

Schlafen Sie gut. Beachten Sie auch dann die allgemeinen Hinweise für einen besseren Schlaf, wenn Sie kein Schlafproblem haben: Gehen Sie pünktlich zu Bett, stehen Sie auf, wenn Sie ausgeschlafen sind, achten Sie auf angenehme Schlafzimmertemperatur, benutzen Sie das Bett nur zum Schlafen (mit einer Ausnahme), nehmen Sie keine heißen Bäder, keine schweren Mahlzeiten, Alkohol, Zigaretten oder Aufputschmittel wie Kaffee vor dem Schlafen. Dadurch verlängert sich Ihr Tiefschlaf, und das hält Sie länger jung.

Bleiben Sie fit. Wer Kreislauf und Körper mit regelmäßiger Aktivität trainiert und bis ins hohe Alter gesund hält, wird auch weniger leicht zum Schnarchen neigen.

Trainieren Sie Ihre Gaumenmuskulatur. Der britische Arzt Harvey Flack entwarf vor über 30 Jahren einen Gaumen-Workout für ruhige Nächte, den manche Schlafärzte auch heute noch für sinnvoll halten. Führen Sie die Übungen regelmäßig vor dem Einschlafen durch. Damit arbeiten Sie zumindest ein bisschen gegen die altersbedingte Erschlaffung Ihrer Gaumen- und Kiefermuskulatur an:

1. Klemmen Sie sich für zehn Minuten eine Zahnbürste oder einen Kugelschreiber zwischen die Zähne. Beißen Sie fest zu.
2. Drücken Sie für eine Minute Ihren Unterkiefer fest nach hinten. Halten Sie dem Druck mit Ihren Kiefermuskeln stand. Übung wiederholen!
3. Pressen Sie Ihre Zunge bei geschlossenem Mund einige Minuten kräftig gegen die Zähne des Unterkiefers. Das hilft übrigens auch gegen ein Doppelkinn. – Und dann: Gute Nacht.

Machen Sie Zungenmuskeltraining. Sozusagen der Gaumen-Workout für Faulpelze, aber auch für besonders schwere Schnarcher: Die Haltemuskulatur der Zunge wird hierbei mit einem speziellen Elektrostimulationsgerät trainiert. Eine Elektrode wird unter dem Kinn befestigt, eine andere unter die Zunge gelegt. Dann fließt ein wohl dosierter Reizstrom durch die Zungenhaltemuskeln, die sich dadurch stärken. Das 20-minütige Training sollte mehrere Wochen lang und nur in Absprache mit einem Facharzt durchgeführt werden. Eine erste Pilotstudie brachte positive Ergebnisse. Doch noch ist die Methode umstritten. Zur Nachbehandlung empfehlen Mediziner einen Gaumen-Workout à la Harvey Flack.

Singen Sie «Ye». In ihrem Buch «The natural way to stop snoring» beschreibt Elizabeth Scott, wie man angeblich mit Gesang gegen die Erschlaffung des Gaumens ankämpfen kann: Man müsse singen und für jeden Ton ein spitzes «Ya» oder «Ye» hervorpressen. Ob's hilft, müssen Sie schon selbst herausfinden.

Schlafmittel und Medikamente.
Die Schnarchfalle

Schnarcher sollten Beipackzettel besonders genau lesen. Denn viele Arzneien machen es den Weichteilen im Rachenraum ähnlich wie Alkohol leichter, nachts in Schwingung zu geraten und im Extremfall Atemaussetzer zu erzeugen.

Es ist ein echter Teufelskreis: Viele Schnarcher und Schlafapnoiker schlafen schlecht. In der Hoffnung auf Ruhe greifen sie zu Schlafmitteln. Doch die sorgen nicht nur für den schnellen Schlaf, sie lockern auch die Muskulatur. Die Sägerei wird lauter, Apnoen häufen sich und mit ihnen die kurzen unbewussten Aufwachreaktionen, die Schwerstschnarchern die Erholung rauben. Was machen die Geplagten? Sie greifen in der kommenden Nacht erst recht zum Schlafmittel.

Wer jedoch regelmäßig Schlafmittel oder Beruhigungspillen nimmt, riskiert die Abhängigkeit, vor allem, wenn sie aus der Stoffgruppe der Benzodiazepine stammen: Das Absetzen dieser Arzneien kann nach langfristiger Einnahme Einschlafbeschwerden und eine gesteigerte Unruhe auslösen, die sich scheinbar nur durch erneute Medizin bekämpfen lässt. Ohne Rücksprache mit einem Arzt sollte deshalb niemand über längere Zeit hinweg zu pharmazeutischen Schlummerhilfen greifen. Schnarcher schon gar nicht.

«Leider versuchen trotz aller Warnungen noch immer viel zu viele schnarchende Menschen ihre Schlafprobleme jahrelang selbst zu behandeln, etwa mit Beruhigungstees, Baldriantropfen oder sogar Schlaftabletten», kritisiert Dr. Holger Hein, Leiter des Schlaflabors in Großhansdorf bei Hamburg. Immerhin drei Prozent der Deutschen nehmen abends regelmäßig Schlafmittel. Sie ignorieren, dass sie damit ihr Problem dauerhaft schwerlich in den Griff bekommen und dass sie ihr Schnarchen eventuell erst auslösen.

Entspannung erwünscht.
Die lauten Folgen nicht

So genannte Sedativa, die in Beruhigungs- und Schlafpillen, aber auch in manchen Anti-Allergika oder Medikamenten gegen Erkältungen vorkommen, können die gleiche schnarchfördernde Wirkung haben wie Alkohol. «Sie verringern den Muskeltonus und erhöhen somit die Wahrscheinlichkeit für das Kollabieren der Atemwege», sagt Schlafmediziner Hein. Vor allem Menschen mit OSAS sollten Schlafmittel meiden und nur bei extrem gestörtem Schlaf und unter Kontrolle eines Mediziners darauf zurückgreifen. Allerdings «erscheint die Furcht, dass Benzodiazepine schlafbezogene Atmungsstörungen zusätzlich verstärken, nach neueren Studien unberechtigt», beruhigt Hein.

Negative Auswirkungen auf Schlaf und Atmung haben zudem manche verschreibungspflichtigen Medikamente gegen Kopfschmerzen und Angstzustände. Als schwerer Schnarcher müssen Sie deshalb die Beipackzettel Ihrer Medikamente immer besonders sorgfältig studieren: Nehmen Sie jeden Hinweis auf eine sedierende, sprich schlaffördernde oder eine muskelrelaxierende, sprich entkrampfende Wirkung ernst.

Und wenn Sie doch einmal Schlaftabletten nehmen müssen: Achten Sie besonders darauf, dass diese nicht die Wirkung anderer Medikamente beeinflussen, die Sie einnehmen, oder von diesen verstärkt werden. Dosieren Sie sie so gering wie möglich. Und trinken Sie keinen Alkohol. Vor allem aber: Kommen Sie bloß nicht auf die Idee, sich daran zu gewöhnen.

Bei welcher Medizin Sie aufpassen müssen

Eine Bemerkung vorab. Sind Sie starker Schnarcher oder Schlafapnoiker, erinnern Sie Ihren Arzt immer daran, wenn er Ihnen Medikamente verschreibt. Und bei selbst gekauften Mitteln fragen Sie am besten den Apotheker, ob das Mittel ein Schnarchverstärker sein kann.

Schlaf- und Beruhigungsmittel. Sie lockern fast immer die Muskulatur und verstärken so gelegentlich das Schnarchen.

Allergie-Mittel. Viele Medikamente gegen Asthma, Heuschnupfen, Neurodermitis und andere allergische Reaktionen beeinflussen die Schnarchneigung, weil sie sedieren (beruhigen, ermüden, entspannen) und zum Teil auch die Rachenschleimhäute austrocknen. Seien Sie besonders vorsichtig bei so genannten H_1-Antihistaminika.

Mittel gegen Übelkeit und Reisekrankheit. Auch unter diesen Arzneien finden sich viele Sedativa. Sie sollen entkrampfen, die Nervosität herunterfahren und so den Auslöser für Beschwerden im Magen-Darm-Bereich bekämpfen. Seien Sie generell vorsichtig.

Erkältungs- und Hustenmittel. Antihistaminika wie Diphenhydramin (z. B. in Benadryl N), Doxylamin (z. B. in Wick Medinait) oder Carbinoxamin (z. B. in Rhinocaps) stecken in zahlreichen frei verkäuflichen Mitteln gegen Husten, Schnupfen, Heiserkeit. Sie machen aber nicht nur die Nase frei, lösen Hustenreiz und Schleim. Sie sind auch sedierend und damit für Schnarcher mit Vorsicht zu behandeln. Greifen Sie besser auf altbekannte Hausmittel wie heiße Fußbäder, kalte Halswickel oder die Inhalation warmer Dämpfe zurück.

Psychopharmaka. Viele verschreibungspflichtige Medikamente gegen Angstzustände, Panik oder Schwermut können den Rachen in ein lautes Schnarchorchester verwandeln.

Schmerzmittel. Einige verschreibungspflichtige Medikamente gegen starke Schmerzen, vor allem so genannte Opiate, beeinträchtigen den Schlaf und die Atmung der Patienten. Für Schnarcher kann das besonders unangenehm werden.

Zigaretten.
Reibeisen für die Schnarchsäge

Kaum jemand dürfte nur deshalb schnarchen, weil er raucht. Doch heißt das noch lange nicht, dass Schnarcher unbedenklich qualmen dürfen. Nikotin reizt die Atemwege, sie schwellen an und die Schnarchsäge legt erst so richtig los.

Rauchen Sie 20 Zigaretten am Tag? Dann raubt Ihnen Ihre Nikotinsucht laut einer US-Studie im Durchschnitt 8 Jahre und vier Monate Ihres Lebens. «Wenn wir täglich 270 Verkehrstote in Deutschland zu beklagen hätten, würden das Verkehrsministerium und möglicherweise sogar der deutsche Bundestag permanent Krisensitzungen anberaumen», mutmaßt Professor Knut-Olaf Haustein vom Institut für Nikotinforschung und Raucherentwöhnung in Erfurt. Gegen das Rauchen werde dagegen kaum etwas unternommen. Obwohl es tatsächlich 270 Menschen seien, die laut Statistik hierzulande jeden Tag an den Folgen ihres Tabakkonsums sterben.

Selbst die Tabakindustrie räumt mittlerweile ein: Wer über Jahre hinweg regelmäßig Zigaretten, Pfeifen oder Zigarren qualmt, steigert sein Risiko für Krebs an Lunge, Mundhöhle, Speiseröhre, Kehlkopf und vielen anderen Organen. Raucher bekommen zudem fünf- bis sechsmal eher einen Schlaganfall oder einen Herzinfarkt als Nichtraucher.

Doch Schluss damit. Dies ist ein Buch über das Schnarchen. Was haben darin die Gefahren des Rauchens verloren? Eine der weniger beachteten Nebenwirkungen des Tabakkonsums ist sein schnarchfördernder Einfluss. Er mag nicht so dramatisch sein wie die gesteigerte Krebs- oder Infarktgefahr, doch die ist vor allem bei jungen Rauchern meist noch abstrakt. Schnarchen ist dagegen oft verdammt real. Immerhin rauchen 27 Prozent der Bundesbürger im Alter über 14 – bei den Männern 36 und bei den Frauen 22 Prozent. Bei vielen von ihnen könnte der nächtliche Lärm im Bett eine der spürbarsten negativen Auswirkungen sein.

Einigkeit.
Experten warnen

Nahezu alle Experten sind sich einig, dass Nikotin zum Schnarchen und zur Entstehung eines obstruktiven Schlafapnoe-Syndroms beitragen, es in Einzelfällen vielleicht sogar hervorrufen kann. Nur über das «Wie» wird noch gestritten. Es gibt Hinweise, dass die Droge im Gehirn auch jenes Zentrum beeinflusst, das die Aufwachreaktionen steuert. Unter Nikotineinfluss würden sich Schnarcher und vor allem Schlafapnoiker danach häufiger selbst wecken, ihre Nächte wären weniger erholsam. Vielleicht wirkt das Nikotin aber auch auf ähnliche Weise wie Schlaftabletten oder Alkohol: Es verändert den Gemütszustand, macht locker und erleichtert somit Zäpfchen, Gaumensegel und Co, lautstark zu vibrieren.

Natürlich reizen viele Inhaltsstoffe der Rauchwaren auch direkt die Atemwege. Dadurch schwellen Schleimhäute im Nasen- und Rachenraum an, man bekommt leichter eine Erkältung oder eine chronische Atemwegsentzündung – allesamt Faktoren, die das Schnarchen begünstigen, weil sie zur Mundatmung zwingen oder den Schlund verengen.

Wenn Sie, wie die meisten Raucher, schon jahrelang ohne Erfolg gegen die Glimmstängel ankämpfen, schon tausendmal vergeblich die allerletzte Zigarette ausgedrückt haben, dann brauchen Sie vielleicht eine neue Motivation. Wäre die Aussicht auf ruhige Nächte nicht ein geeigneter Anlass?

Wie Sie vom Glimmstängel loskommen

Lassen Sie's einfach sein. Wer nur wenig oder noch nicht so lange raucht, dem gelingt es manchmal ganz leicht, von heute auf morgen aufzuhören. Suchen Sie sich einen triftigen Anlass und machen Sie entschieden Schluss. Sogar Kettenraucher können mit dieser «Schlusspunkt-Methode» aufhören. Wichtig ist, nach einem vorher festgesetzten Datum absolut gar keine Zigarette mehr anzurühren. Bereiten Sie sich auf den Tag X mit Hilfe der folgenden Tipps vor.

Beobachten Sie sich selbst. Was sind Ihre typischen Rauchmomente? Nach dem Essen, beim Telefonieren, in der Kneipe? Wenn Sie diese Momente kennen, können Sie ihnen ausweichen oder sich mit dem bewussten Vorsatz auf sie einlassen, standhaft zu bleiben. Üben Sie für die Bekämpfung der Suchtattacken Entspannungsmethoden und Ablenkungsstrategien.

Entfernen Sie Aschenbecher. Alles, was Sie ans Rauchen erinnert, muss weg: Aschenbecher, Feuerzeuge, Streichhölzer, Zigarettenschachteln.

Bauen Sie auf Ihre Freunde. Wenn Freunde oder Partner rauchen, fällt das Aufhören besonders schwer. Legen Sie ihnen nahe mitzumachen.

Ändern Sie Ihr Leben. Bewegen Sie sich mehr, machen Sie Sport, achten Sie auf gesunde Ernährung, denken Sie positiv. Und, ganz wichtig, verwöhnen und belohnen Sie sich für jeden rauchfreien Tag. Zigarettengeld haben Sie sicher genug gespart.

Achten Sie auf Ihre Figur. Wer aufhört zu rauchen, wird leicht dick. Deshalb beherzigen Sie auch die Tipps im Kapitel «Übergewicht. Abspecken für ruhige Nächte».

Lassen Sie sich beraten. Rauchen ist eine Sucht. Wer seit langer Zeit und regelmäßig viele Zigaretten raucht, kommt ohne Hilfe nur sehr schwer vom Glimmstängel los. Zum Glück gibt es fast überall Initiativen zur Raucherentwöhnung, wo man in Kursen oder Gesprächskreisen Hilfe findet. Fragen Sie Ihren Hausarzt nach Kontaktadressen oder rufen Sie an beim Rauchertelefon des Deutschen Krebsforschungszentrums: 0 62 21 – 42 42 00. Gute Tipps gibt es auch in der Broschüre «Ja, ich werde Nichtraucher» der Bundeszentrale für gesundheitliche Aufklärung, 51 101 Köln, Tel.: 02 21 – 8 99 20 (Beratungstelefon: 02 21 – 89 20 31).

Benutzen Sie medizinische Hilfsmittel. In Apotheken gibt es Pflaster und Kaugummis, die Nikotin enthalten. Sie versorgen den süchtigen Raucher dauerhaft mit kleinen Mengen der reinen Droge, enthalten keine Schadstoffe wie Teer und helfen so beim Aufhören. Doch erhoffen Sie sich nicht zu viel: Gerade 20 Prozent von Rauchern in einer US-amerikanischen Langzeitstudie, die ein hoch dosiertes Nikotinpflaster (21 mg) benutzten, blieben mindestens vier Jahre abstinent. Im Gegenzug hatten sie jedoch zum Teil erheblich zugenommen – und das ist für Schnarcher auch nicht unbedingt gut. Von der 2000 eingeführten Antiraucher-Pille Zyban sollten Sie lieber die Finger lassen. Schwere Nebenwirkungen und mehr als 40 Todesfälle traten bis 2001 auf. Die Anwendungsrichtlinien wurden verschärft.

Trockene Luft.
Reizklima für die Atemwege

Manche Menschen schnarchen immer nur im Winter. Bei ihnen ist vermutlich die trockene Heizungsluft oder das kalte Winterklima schuld. Beides reizt die Atemwege, erhöht das Erkältungsrisiko und wird so zum Schnarchfaktor.

Ist Ihr Rachen häufig wund und trocken? Haben Sie öfters Nasenbluten? Sind Ihre Lippen rissig? Bekommen Sie leicht Halsweh? Knistert Ihre Haut wie Pergamentpapier? Dann achten Sie mal darauf, was für eine Luft Sie einatmen. Enthält sie weniger als die empfohlenen 50 bis 60 Prozent Luftfeuchtigkeit, verdorren Ihre Schleimhäute im Mund-, Nasen- und Rachenbereich. Gerade Sie als Schnarcher sollten dagegen etwas tun: Gereizte, möglicherweise erkältete oder entzündete Atemwege und verstopfte Nasen verstärken das Schnarchen oder schalten die Schwingungen im Rachen erst an.

Wenn Sie im Winter besonders laut schnarchen, kann das also an überheizten, schlecht gelüfteten Räumen liegen. Vor allem in Büros werden die Fenster oft zu selten aufgemacht, weil viele Menschen unbegründete Angst vor Zugluft haben. Wird dann auch noch geraucht, haben die Atemwege kaum eine Chance, heil zu bleiben. Doch übertreiben sollten Sie Ihre Vorsorge auch nicht. Zumindest in frostigen Winternächten kann auch zu viel Frischluft schaden: Wird die Luftröhre zum Kühlschrank, fühlen sich die Schleimhäute ebenso wenig wohl wie im Sahara-Klima.

Zu trockene oder zu kalte Luft im Rachen ist letztlich auch schuld daran, dass sich Menschen, die viel durch den Mund atmen, besonders leicht erkälten und damit indirekt ihr Schnarchrisiko erhöhen. Eine der wichtigsten Aufgaben des Riechorgans ist es nämlich, die Luft anzufeuchten und vorzuwärmen. Vor allem Kinder haben oft vergrößerte Rachenmandeln und bekommen ihren Mund nicht zu, weil die Nase verstopft ist. Sie haben ständig Halsschmerzen, Schnupfen und Erkältungen und schnarchen viel.

Tricks für ein gesundes Raumklima

Achten Sie auf die Raumtemperatur. Nachts im Schlafzimmer gelten 18 Grad als ideale Temperatur. Tagsüber und in anderen Räumen sollte das Thermometer um die 20 Grad anzeigen. Mehr, aber auch weniger, kann Ihre Schnarchsäge zu Höchstleistungen anspornen.

Messen Sie die Luftfeuchtigkeit. Als ideal gelten 50 bis 60 Prozent. Um diese Werte zu erreichen, müssen in einem beheizten 30-Quadratmeter-Zimmer täglich fünf Liter Wasser verdunsten.

Lüften Sie viel und richtig. Reißen Sie in regelmäßigen Abständen für kurze Zeit die Fenster weit auf. Das sorgt für optimalen Luftaustausch und eine angenehme Luftfeuchtigkeit. Ganz nebenbei verschreckt es auch Allergie fördernde Hausstaubmilben. In kalten Winternächten sollte das Fenster dagegen nicht zu weit offen stehen, weil dann die Schlafzimmertemperatur zu stark absinken kann.

Benutzen Sie Luftbefeuchter. Gerade im Winter kann der Einsatz von Luftbefeuchtern verhindern, dass Ihre Atemwege zu sehr austrocknen. Preisgünstige Variante: Feuchte Tücher im Raum oder Wasserschalen an und auf den Heizkörpern. Die sorgen mit einem Tropfen ätherischem Öl sogar für guten Duft. Doch Vorsicht: Zu viel Feuchtigkeit lockt auch Hausstaubmilben und Schimmel an.

Reden Sie mit Ihren Kollegen. Wenn Sie Ihr Büro mit Kollegen teilen müssen, versuchen Sie diese von den Vorzügen eines gesunden Raumklimas zu überzeugen. Wenn das nicht klappt, drängen Sie darauf, zu einem Mitarbeiter umziehen zu dürfen, der verqualmte Muffbuden genauso wenig mag wie Sie.

Gehen Sie viel an die frische Luft. Draußen herrscht eigentlich immer das ideale Klima für Ihre Atemwege. Und die körperliche Anstrengung eines strammen Spaziergangs schützt nebenbei zusätzlich vor Erkältungen.

Enge Nasen.
Polypen und andere Verstopfungsfaktoren

Viele Menschen schnarchen, weil sie den Mund nicht zubekommen. Eine Allergie, anhaltender Schnupfen, zu enge Nasengänge, Wucherungen oder Entzündungen verstopfen ihre Nasen. Doch es gibt Methoden, das Riechorgan freizuräumen.

Bitten Sie mal am helllichten Tag ein paar x-beliebige Menschen, so richtig laut draufloszuschnarchen. Und dann beobachten Sie, wie Ihre Gegenüber das Geräusch zustande bringen: In neun von zehn Fällen werden sie ihren Mund öffnen. Und das hat einen simplen Grund: Gaumensegel und Zäpfchen schwingen besonders leicht, wenn die Luft zwischen ihnen und der Zunge hindurchströmt und nicht durch die Nase kommt.

Für eine solche Art des Luftholens ist unsere Anatomie nicht gemacht. «Der Mensch ist ein Nasenatmer», schreibt der HNO-Arzt und Fachbuchautor Dr. Jürgen Schäfer aus Metzingen. Ein Erwachsener atme zu mehr als 90 Prozent durch die Nase, auch dann, wenn er den Mund offen habe. Es gibt sogar Reflexe, die das Schnarchrisiko während der Nasenatmung verringern: Wenn wir durch die Nase Luft holen, spannen sich automatisch einige Muskeln an, die unsere Atemwege frei halten, etwa der *Musculus genioglossus*, der die Zunge nach vorne zieht. Atmen wir durch den Mund, entfallen diese «Kompensationsmechanismen», so Schäfer, was «Schnarchen und Schlafapnoe begünstigt».

Kein Wunder, dass zahlreiche Untersuchungen belegen, was jeder aus Erfahrung weiß: Schnarchgeräusche sind nahezu unausweichlich, wenn ein heftiger Schnupfen die Nase des Schläfers vollständig verstopft. Mundatmung fördert die Sägerei und erhöht die Zahl der Schlafapnoen. Über dieses Schnarchen regt sich indes kaum jemand auf, ist es doch schnell wieder vorbei, wenn die Erkältung überstanden ist.

Sie als Dauerschnarcher sollten aber mal gezielt darauf achten, ob Sie nachts gelegentlich mit offenem Mund schlafen. Vielleicht ist Ihre Nasenatmung auch ohne Schnupfen blockiert. Fragen andere Menschen Sie ständig, ob Sie erkältet sind? Tragen Sie Spitznamen wie «altes Nebelhorn», «Tröte», «Träumer» oder «Fliegenfänger»? Das können Hinweise auf eine nasale Stimme oder einen oft geöffneten Mund sein, die wiederum Indizien für eine chronisch verstopfte Nase sind. Auch häufige Halsschmerzen sind ein Hinweis. Stammen sie doch oft daher, dass die Luft ohne Vorwärmphase in der Nase direkt in den Rachen gelangt.

Atmen durch zu enge Nase:
Ein Koordinationsproblem

Sogar wenn Sie nicht häufiger als andere Menschen durch den Mund atmen, können verengte Nasengänge verantwortlich für Ihre lauten Nächte sein. Viele Menschen schnarchen, weil ihnen das Atmen durch die Nase lediglich ein bisschen schwerer fällt als anderen. Einige Untersuchungen der vergangenen Jahre zeigen: Steigt der Luftwiderstand in den Nasengängen, erhöht sich auch die Schnarchgefahr.

Noch sind sich Forscher zwar uneins, warum das so ist. Die Schnarchneigung nimmt nämlich nicht im gleichen Verhältnis zu wie der innere Nasenwiderstand. Doch es gibt eine schlüssige Theorie: Vermutlich schaltet die Nasen-Verengung druckempfindliche Sinneszellen im Riechorgan aus. Dadurch werden Informationen über die einströmende Luft nicht an das Gehirn gesandt. Die Atmungskontrolle bekommt Probleme mit der Koordination von Hals- und Rachenmuskulatur. Schnarchen und Schlafapnoe haben leichtes Spiel.

Eingriff gegen Polypen.
Schlinge schafft Platz

Eine der häufigsten Ursachen für verstopfte Nasen sind gutartige Wucherungen der Nasenschleimhaut oder Nebenhöhlen, so genannte Polypen. Sie «können das Schnarchen verschlimmern oder sogar auslösen», weiß Dr. Michael Jaehne, HNO-Arzt am Hamburger Universitätsklinikum Eppendorf. Ihre Bekämpfung ist oft kinderleicht: «Manchmal reicht es schon, die Polypen mit einer Schlinge abzuschnüren und aus der Nase zu ziehen.» Wichtiger ist jedoch, die Ursache der Wucherung zu beseitigen. Nicht selten versteckt sich dahinter eine unerkannte Allergie oder eine chronische Entzündung der Nasennebenhöhlen. Damit die Polypen also nicht erneut wachsen, empfehlen HNO-Ärzte Allergietests und eine Überprüfung der Höhlen. «Oft befreien wir die Nasennebenhöhlen dann in Vollnarkose gründlich von entzündlich verdickter oder polypös umgebauter Schleimhaut», sagt Jaehne. Gelegentlich müssten besonders hartnäckige Patienten diese reinigende «Sanierung» mehrfach wiederholen.

Überforderter Immunposten.
Wenn Rachenmandeln rausmüssen

Manchmal wuchert aber auch ein anderes Organ die Nase zu: die Rachenmandeln, auch Adenoide genannt. Sie sitzen oberhalb des Gaumens im so genannten Nasopharynx am Ende der Nasengänge und können vom Arzt leicht durch den Mund mit einem Spiegelchen analysiert werden. Zusammen mit den Gaumen- und den Zungengrundmandeln sind sie unsere Grenzposten des Immunsystems und suchen die Atemwege nach ersten Anzeichen eindringender Krankheitserreger ab. Vor allem bei Kindern bis zum Alter von zwölf Jahren, gelegentlich aber auch bei Erwachsenen, reagieren die Mandeln oft zu sensibel auf das ständige Keim-Bombardement und schwellen gewaltig an.

Vergrößerte Rachenmandeln verstopfen die Nase und werden deshalb fälschlicherweise oft auch als Polypen bezeichnet. Aus mehreren Gründen tragen Ärzte sie gelegentlich ab: Weil sie die Verbindung zwischen Nase und Ohr dicht machen und so ständig zu Mittelohrentzündungen führen, weil sie Dauerrotznasen auslösen oder weil sie Schnarchen und Schlafapnoe fördern. Die Entfernung, Adenotomie genannt, ist indes etwas aufwändiger als bei gewöhnlichen Schleimhautwucherungen: Der HNO-Arzt führt in Vollnarkose ein Ringmesser durch den Mund von hinten in den Nasenrachenraum und trägt die vergrößerten Rachenmandeln ab. Trotz Vollnarkose kann der Patient meist am Abend nach Hause gehen und die nächste Woche wieder arbeiten oder die Schule besuchen.

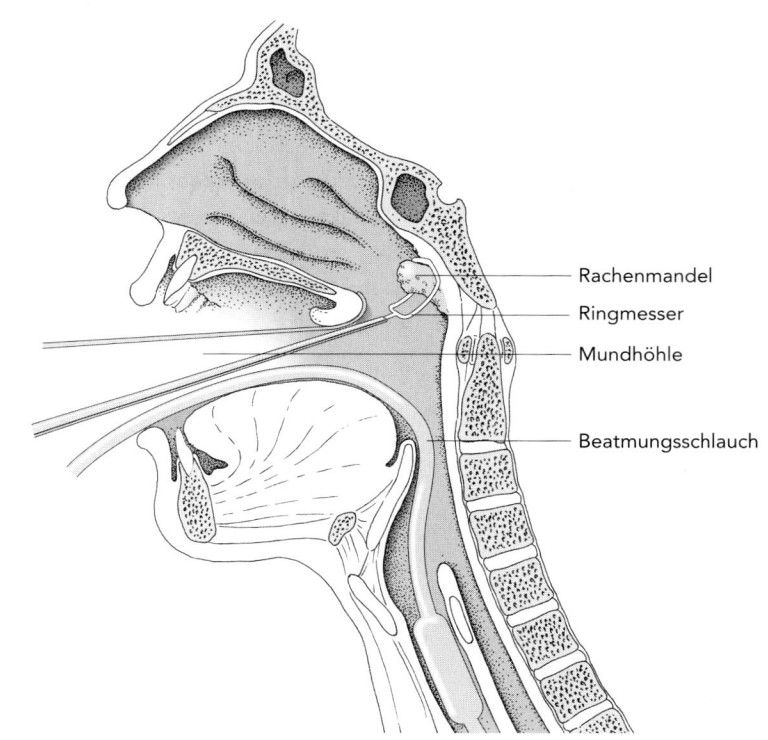

Rachenmandel

Ringmesser

Mundhöhle

Beatmungsschlauch

Abb. 4: Die Adenotomie

Mit einem Ringmesser stutzt der HNO-Arzt bei dieser meist ambulanten Operation vergrößerte Rachenmandeln zurecht. Über einen Beatmungsschlauch in der Luftröhre wird der Patient narkotisiert und künstlich beatmet.

Hilfe bei gekrümmter Wand.
Die Septumoperation

Bei manchen Menschen ist die Nasenscheidewand schuld am hohen Luftwiderstand im Riechorgan. Die Septum genannte Trennung zwischen den Nasenlöchern aus Knorpel und Knochen kann in seltenen Fällen von Geburt an oder nach einem Nasenbeinbruch so sehr verbogen sein, dass sie die Luftzufuhr erschwert. Dann – und nur dann –

empfiehlt sich für starke Schnarcher eine Septumoperation, bei der Ärzte krumme Teile der Nasenscheidewand entfernen und oft auch den Knorpel begradigen. Nach dem halbstündigen Eingriff, bei dem die Nase äußerlich gleich bleibt, muss man noch ein paar Tage im Krankenhaus bleiben und das Riechorgan einige Wochen schonen.

Anatomische Probleme.
Was sonst noch die Nase verengt

Und was ist, wenn Ihre Nasengänge schnurgerade, absolut sauber und nicht zugewuchert sind, Sie aber trotzdem immer wieder Schwierigkeiten mit der Nasenatmung haben? Vielleicht ist Ihr Gaumen zu sehr nach oben gewölbt, weil Sie als Kind zu viel am Daumen gelutscht haben, vielleicht sind Ihre Nasenmuscheln – je drei Schwellkörper auf jeder Seite der Nasenhöhle – zu groß oder Ihre Nasenlöcher sind zu klein. Dann gilt es, dem Riechorgan mehr Luft zu verschaffen: Bringen Sie zum Beispiel den Kopf mit einem hohen Kissen in die Senkrechte, oder ziehen Sie Ihre Nasenflügel mit Nasenpflastern auseinander, wie sie seit einiger Zeit im Leistungssport angesagt sind. Manche Schnarcher mit zu engen Nasengängen schwören darauf, doch erwarten Sie keine Wunder. Genau wie so genannte Nasenklammern helfen sie vermutlich nur sehr wenigen Betroffenen und sind nach einhelligem Expertenurteil «in ihrer Wirkung sehr fragwürdig». Vielleicht verschafft Ihnen ja einer der folgenden Tipps den ersehnten freien Riecher.

Wie Sie die Nase frei bekommen

Spülen Sie gut. Hartnäckigen Schnupfen können Sie mit abendlichen Salzwasser-Spülungen bekämpfen. Das soll sogar vorbeugen: Einer Studie der Universität Hannover zufolge kamen Bundeswehrsoldaten deutlich schnupfenfreier durch den Winter, wenn sie ihre Nasen prophylaktisch mit Salzwasser spülten. In der Apotheke gibt es fertige Lösungen oder Spülbehälter für selbst angesetztes Salzwasser.

Heizen Sie sich ein. Bestrahlung mit wärmendem Rotlicht auf Nase und Nebenhöhlen beugt Schnupfen vor und befreit verstopfte Riechorgane. Saunabesuche, heiße Bäder, Wärmflaschen und Inhalationen wirken ähnlich. Wenn Sie kein Fieber haben, können Sie auch eine Schwitzkur machen: Baden Sie 10 bis 20 Minuten in 37 bis 42 Grad heißem Wasser und schwitzen Sie anschließend im Badetuch unter der Bettdecke eine halbe Stunde weiter.

Riechen Sie an Kräutern. Ätherische Öle von Pflanzen wie Thymian, Eukalyptus, Kamille, Salbei, Pfefferminze und Tanne können direkt oder im Dampfbad gelöst das Atmen erleichtern. So genannte Antischnarch-Tropfen oder -Tinkturen beruhen meist auf diesem Wirkprinzip – sind aber oft empfindlich teurer als normal angebotenes Öl.

Lagern Sie den Kopf hoch. Ein hohes Kopfkissen bringt Ihre Nase in die Senkrechte und erleichtert so die Atmung.

Suchen Sie nach Allergien. Bei hartnäckigen, nicht enden wollenden Verstopfungen sollten Sie beim Allergologen einen Test machen. Vielleicht reagieren Ihre Schleimhäute auf irgendeine vermeintlich harmlose Substanz Ihrer Umwelt. Die können Sie gezielt meiden oder die Allergie mit Medikamenten bekämpfen.

Gehen Sie zum HNO-Arzt. Lässt sich Ihre Nase mit keinen Tricks befreien, scheuen Sie sich nicht, den Fachmann um Rat zu fragen. Mit Salben, Medikamenten, Spülungen oder einem mehr oder weniger kleinen Eingriff kann er in Ihren Nasengängen hoffentlich nachhaltig aufräumen.

Letzte Mittel.
Lösungen für Extremschnarcher

Meist ist Schnarchen nur harmlos bis lästig. Gelegentlich gehört die Sägerei jedoch in die Hände eines Fachmanns. Der Arzt findet heraus, wie gefährlich der nächtliche Lärm ist, und wählt wenn nötig eine von zahlreichen medizinischen Gegenmaßnahmen.

Energie war ein Fremdwort geworden für Helmut Richter. Er war schlapp, kraftlos und ständig unausgeschlafen. Jede Arbeitspause nutzte er zum Nickerchen. Das gehört zum Älterwerden, dachte der Werkzeugmacher: «Der Akku wird halt auch nicht voller.» Doch dann hörte zufällig ein Arzt aus dem Bekanntenkreis, wie Richter sägte. «Schnarchen Sie schon lange so laut?», fragte er später. «Aber klar», antwortete Richter, nicht ahnend, dass Schwerstschnarchen etwas sein könnte, das Ärzte interessiert. Weil der nächtliche Lärm unabänderlich schien, hatten er und seine Frau schon vor Jahren die einzig möglich erscheinende Lösung gewählt und getrennte Schlafzimmer bezogen.

Der Hausarzt, der auf Schlafmedizin spezialisiert war, gab Richter einen Untersuchungstermin, checkte ihn rundum durch und entließ ihn wieder nach Hause mit einem kleinen Gerät, das seinen Schlaf kontrollieren sollte. Das Gerät lieferte so viele Anhaltspunkte für eine schnarchbedingte Schlafstörung, dass Richter kurze Zeit später eine Nacht im Schlaflabor verbringen musste. 500 Atemaussetzer wurden in dieser Nacht gemessen. Die längsten dauerten eine Minute. Nun war klar, er litt am Schlafapnoe-Syndrom.

Heute sägt Richter kaum noch. Nächtliche Atempausen haben Seltenheitswert. Sein Schlaf ist erholsam und leise, er ist tagsüber viel fitter, ausgeruhter und fröhlicher als früher. Und er ist ins Ehebett zurückgekehrt.

Wie neu geboren.
Erfolgreiche Schnarchtherapie

Den Erfolg verdankt Richter vor allem einer Beatmungsmaske. Sie sitzt auf der Nase und erzeugt einen Überdruck, der die Atemwege offen hält. «Schon nach der ersten Nacht mit Maske fühlte ich mich wie neu geboren», sagt Richter. Er hat inzwischen zehn Kilogramm abgenommen und erledigt so viele Dinge wie möglich zu Fuß. «Das kommt ganz automatisch», sagt er heute, «wenn die Energie zurück ist, hat man auch wieder Lust auf Bewegung». Aber natürlich erarbeitet sich Richter einen großen Teil seines Erfolgs auch selbst: Er trinkt weniger als früher, achtet auf eine gesunde Ernährung und benutzt die Atemmaske standhaft jede Nacht. «Ich bin ein richtiger Schnarchexperte geworden», sagt er stolz. Von seiner Erfahrung profitieren inzwischen auch andere Menschen. Helmut Richter ist Mitbegründer und Vorsitzender der Alfelder Schlafapnoe-Gesellschaft, einer der ersten Selbsthilfegruppen für Schwerstschnarcher in Deutschland, die heute 100 Mitglieder zählt.

Überall im Großraum Hannover veranstalten Richter und seine Leidensgenossen Info-Abende, sie machen Druck auf die Ärzteschaft, die Gesundheitsrisiken des Schnarchens ernster zu nehmen, informieren die Medien über die möglichen Folgen der nächtlichen Krachmacherei und geben verunsicherten Schlafapnoikern wichtige Tipps. Vor allem solchen Initiativen ist es zu verdanken, dass die Gefahren der Schnarchkrankheiten OSAS, UARS und «Heavy snoring» sich zunehmend herumsprechen. Die zentralen Botschaften aller engagierten Betroffenen und der rund 300 deutschen Schlafmediziner lauten nicht umsonst: «Schnarchen kann eine Krankheit sein, die man sehr ernst nehmen muss.» Und: «Man kann eine Menge gegen diese Krankheit tun.»

Es gibt Hilfe.
Die Waffen der Schnarchmedizin

Es gibt deutliche Zeichen, die jeden Schnorchler stutzig machen und zum Arztbesuch veranlassen sollten. Spätestens im Schlaflabor stellt sich dann heraus, ob man ein gefährdeter Extremschnarcher ist. Doch auch dann braucht niemand in Panik auszubrechen: Die moderne Medizin hat reichlich Waffen gegen Schlafapnoe und Co entwickelt. Überdruckbeatmungsgeräte sind die effektivste Therapie. Manchmal kann auch eine Operation oder eine Zahnspange helfen. Selbst Tipps zur Änderung von Lebensgewohnheiten und für einen gesünderen Umgang mit dem Schlaf wirken gelegentlich Wunder. Und unter den zahlreichen, stark beworbenen und zum Teil sehr phantasievoll ausgedachten Antischnarch-Mittelchen findet sich auch das ein oder andere, das mehr ist als die geschickt verpackte Geldquelle eines Scharlatans.

Niemand muss sich dauerhaft mit dem nächtlichen Radau abfinden. Gehen Sie im Zweifelsfall ins Schlaflabor. Lassen Sie sich durchchecken. Haben Sie keine Angst vor Atemmasken oder Operationen. Die Not unaufgeklärter Schwerstschnarcher hat bereits entschieden zu viele abstruse Antischnarch-Methoden hervorgebracht: Ein Leidgeplagter soll sich allabendlich eine Schlinge so tief in die Nase gesteckt haben, dass sie in den Mund vordrang. Damit band er schließlich sein Zäpfchen nach oben. Es konnte nicht mehr schwingen und den Schlund verstopfen.

Angeblich hatte die Prozedur Erfolg. Doch wollen Sie diesem Vorbild folgen?

Warnsignale.
Wann müssen Schnarcher zum Arzt

Wer laut und unregelmäßig schnarcht, Atemaussetzer hat und wie gerädert aufwacht, sollte zum Mediziner. Doch die wenigsten Extremschnarcher kennen das Ausmaß ihres Problems. Und auch die Partner handeln aus falscher Rücksicht oft zu spät.

Dr. Ekkehard Paditz von der Dresdner Universitätsklinik sammelte erstaunliche Zahlen: Noch nicht einmal jeder zehnte therapierte Schlafapnoiker wurde vom Hausarzt zum Spezialisten überwiesen. 73 Prozent kamen wegen des Ratschlags von Partnern, Freunden oder Medien. Auch in der Schlafapnoe-Selbsthilfegruppe in Großhansdorf hatten nur bei rund zehn Prozent der Mitglieder die Hausärzte die erste Schlafuntersuchung anberaumt. Jeder fünfte Schlafapnoiker wurde immerhin von einem Facharzt überwiesen. Den mit Abstand größten Teil schickten jedoch die Partner.

Dass die Bettgefährten dem krankhaften Schnarchen als Erste auf die Spur kommen, ist logisch. Sie leiden meist mehr unter dem Krach als die Schnarcher selbst, und sie bekommen viel früher mit, wie ernst die Sägerei ist. Manch ein Schwerstschnarcher hat seine Erlösung aber auch einem aufmerksamen Kollegen zu verdanken. Der konnte nicht mehr mit ansehen, wie die Augen des Mitarbeiters ständig auf Halbmast geflaggt waren, wie er immer statt einer Mittagspause ein Schläfchen machte und auch sonst jede ruhige Minute für ein kleines, von lautem Schnarchen begleitetes Nickerchen nutzte.

Versteckte Signale.
Das Diagnoseproblem

«Das laute unregelmäßige Schnarchen ist besonders gefährlich», weiß Professor Karl-Heinz Rühle, Chefarzt der Klinik Ambrock in Hagen. Alarmglocken sollten vor allem schrillen, «wenn auch noch

Atempausen auftreten und man sich morgens unausgeschlafen fühlt». Laut Rühle klagen die Schnarcher selbst jedoch meist über andere Beschwerden: Sie sind vergesslich, können sich nicht konzentrieren oder sind ständig müde. Es sind solche Begleitsymptome, die Experten oft erst auf die Fährte von Schnarchkrankheiten führen. Und es sind gleichzeitig auch Zeichen, auf die Sie als Schnarcher achten sollten, damit Sie sofort erkennen, wenn Ihre Sägerei nicht mehr harmlos und gemütlich ist.

Haben Sie solche Indizien bisher aus Unwissenheit ignoriert? Trösten Sie sich. Sie sind in bester Gesellschaft. Schlafmediziner und Vertreter von Selbsthilfegruppen kritisieren, dass die wenigsten Hausärzte an Schnarchen und andere Schlafprobleme denken, wenn Patienten sich aus ungeklärter Ursache unwohl fühlen oder andauernd krank sind. «Nur bei jedem Dritten, der schlecht schlummert, erkennen die Hausärzte das Problem», schildert Professor Hans-Ulrich Wittchen von der Universität Dresden eines der erschreckendsten Resultate der von ihm geleiteten Befragung von 20 000 Patientinnen und Patienten, die im Sommer 2000 in deutschen Allgemeinarztpraxen stattfand. «Nur jeder fünfte Betroffene wird halbwegs adäquat behandelt.»

Aufgepasst.
Die wichtigsten Symptome

Vielleicht sind auch Sie ohne es zu wissen schon mehrfach wegen indirekter Folgen Ihres knatternden Rachens beim Allgemeinmediziner gewesen – zu dumm nur, dass sogar der Arzt das eigentliche Problem nicht entdeckte. Die eigenständigen Krankheitsbilder, die pathologisches Schnarchen mitunter direkt verursacht und die dann auch nur eine Antischnarch-Therapie effektiv kuriert, haben nämlich mit dem Schnarchen auf den ersten Blick nichts zu tun: ein dauerhaft erhöhter Blutdruck etwa, Herzrhythmusstörungen oder Impotenz.

«Wenn jemand in meiner Männersprechstunde über Potenzprobleme klagt, frage ich immer sofort, ob er schnarcht», berichtet der Alfelder Internist und Somnologe Dr. Josef Wirth. Auch bei depressiven Verstimmungen, erhöhter Infektanfälligkeit, chronischer Erschöpfung, anhaltendem Leistungsverlust oder morgendlichen

Kopfschmerzen sollten Ärzte sich nach durchschnarchten Nächten erkundigen. Und wenn Ihr Arzt nicht fragt, erzählen Sie ihm von sich aus, wie stark Sie sägen. Nicht immer sind die Zeichen so klar wie bei jenen Apnoikern, die in Albträumen Erstickungsanfälle durchleben oder bei jeder sich bietenden Gelegenheit hemmungslos einschlafen.

Das Symptom der Tagesschläfrigkeit ist eines der wichtigsten Indizien für Schnarchkrankheiten überhaupt: Kommen Sie morgens nicht in die Gänge? Schlafen Sie immer dann ein, wenn Sie einer besonders monotonen Tätigkeit nachgehen oder sich längere Zeit auf eine Sache konzentrieren müssen? Finden Sie sich damit nicht ab. «Der Mensch schläft am Tag im Normalfall nicht unwillkürlich ein», sagt der Regensburger Schlafmediziner Dr. Göran Hajak.

Wie Sie den richtigen Arzt finden

Bereitet das Schnarchen Schlafprobleme, gehört es in die Hände von Somnologen. Das sind Mediziner mit einem Qualitätsnachweis für Schlafmedizin. Sie besitzen zusätzlich meist eine schlafmedizinisch bedeutsame Facharztausbildung. Es sind Internisten, Pneumologen, Neurologen, Kinderärzte oder HNO-Ärzte. Fast alle Schlafmediziner arbeiten an einem Schlaflabor. Die Anschriften zuverlässiger Schlaflabors bekommen Sie von den medizinischen Fachgesellschaften (Adressen im Anhang).

Es gibt auch eine Reihe von HNO-Ärzten, die spezielle Erfahrungen in der Behandlung des Schnarchens haben. Wenn Sie eine operative Lösung gegen primäres Schnarchen suchen, fragen Sie Krankenkasse, Hausarzt oder Zahnarzt nach solchen Experten. Nur ein geübter Mediziner erkennt nämlich, ob Sie vielleicht doch an einem Schlafapnoe-Syndrom leiden. Dann wird er Sie zur Abklärung ins Schlaflabor schicken, bevor er operiert und die Situation womöglich verschlimmert.

Einige Zahnärzte oder Kieferorthopäden behandeln das Schnarchen mit speziellen Aufbissschienen oder Kieferoperationen. Auch hier sollten Sie sich vorher von Hausarzt oder Krankenkasse beraten lassen, an wen Sie sich wenden können und ob die Therapie in Ihrem speziellen Fall aussichtsreich ist. Im Zweifel gehen Sie besser erst zum Somnologen.

Hingehört.
Lauschen Sie in die Nacht

Sind Sie nun unsicher geworden, ob auch Sie ein Apnoiker sind? Wer auch immer Ihr Bett teilt, bitten Sie ihn oder sie einfach darum, ausnahmsweise einmal ohne Ohrstöpsel zu schlafen und sich gänzlich unbefangen und mit liebevoller Aufmerksamkeit Ihren nächtlichen Arien zu widmen. Unter Umständen schnorcheln Sie ja schon lange nicht mehr wie früher leise, gemütlich und mit jedem Ihrer regelmäßigen Atemzüge vor sich hin, sondern es ist zwischen zwei Schnarchern immer wieder erschreckend still, weil Ihnen mehrere Sekunden lang der Atem stockt. Vielleicht brüllt Ihr Schlund danach sogar besonders laut los, und Sie schlafen in solchen Momenten unruhiger als sonst. Womöglich sägen Sie zudem auch dann, wenn Sie auf der Seite oder dem Bauch liegen. Trifft dieser Horrorkatalog bei Ihnen ins Schwarze, haben Sie höchstwahrscheinlich das gefürchtete obstruktive Schlafapnoe-Syndrom. Gehen Sie am besten möglichst bald zum Somnologen.

Wenn Sie allein schlafen, ist die Diagnose etwas schwieriger: Beobachten Sie sich so gut es irgend geht, gehen Sie in sich und klopfen all die OSAS-Zeichen ab, die in diesem Kapitel erwähnt wurden. Können Sie einiges davon bei sich entdecken? Wecken Sie sich zudem gelegentlich mit Ihrem eigenen Schnarchen? Schlafen Sie unruhig und wälzen sich viel hin und her? Dann sollten auch Sie nicht zögern, Ihren Schlaf mit ärztlicher Hilfe kontrollieren zu lassen.

Ehrlich währt am längsten.
Wenn Ärzte fragen

Wenn Sie erst einmal beim Arzt sind, belügen Sie weder sich noch ihn: Der Schlafmediziner Dr. Josef Wirth berichtet von Schnarchern, die steif und fest behaupteten, keinen Bluthochdruck zu haben – allerdings erst, seit sie Medikamente dagegen nehmen. Oder er erzählt von einem Patienten, der angeblich keinerlei Einschlafprobleme beim Autofahren kannte. Als Wirth nachforschte, bekam er die entlarvende Antwort: «Ich fahre doch schon seit Jahren nur noch auf Landstraßen. Da gibt's so viele Kurven, dass ich garantiert wach bleibe.»

Doch selbst wenn Sie weder Bluthochdruck haben noch ständig

müde sind und es auch sonst keinerlei Hinweise auf eine Beeinträchtigung Ihrer Gesundheit gibt, lohnt sich oft der Gang zum Arzt. Gehen Ihnen und Ihrer Partnerin die Geräusche Ihres Rachens schlichtweg auf die Nerven? Oder wollen Sie späteren Risiken vorbeugen? Gerade wenn Sie bereits erfolglos viele der Tipps aus dem zweiten Teil dieses Buches befolgt haben, etwa abzuspecken, abends keinen Alkohol zu trinken, auf der Seite zu schlafen oder die Luft im Winter anzufeuchten, wissen HNO-Ärzte, Kieferchirurgen oder Schlafmediziner oft noch eine Lösung. Laute Nächte müssen nicht sein.

Testen Sie sich selbst

Es gibt viele Indizien für krankhaftes Schnarchen. Wenn Sie mehrere der folgenden Fragen mit Ja beantworten, sollten Sie zum Schlafmediziner gehen.

Sind Sie ein starker Schnarcher? Schnarchen Sie laut, unregelmäßig und in jeder Schlafposition, wecken Sie sich selbst mit Ihrem Schnarchen, haben sich schon einmal Nachbarn über Ihre Sägerei beschwert?

Machen Sie im Schlaf Atempausen? Wachen Sie manchmal mit dem Gefühl auf, keine Luft zu bekommen, oder ist Ihr Bett morgens immer völlig zerwühlt, obwohl Sie alleine schlafen? Wenn möglich, fragen Sie Mitschläfer, ob zwischen zwei Schnarchlauten gelegentlich Ihr Atem stockt.

Haben Sie Bluthochdruck? Müssen Sie Blutdruck senkende Medikamente nehmen oder ergibt Ihre Blutdruckmessung an mehreren Tagen und zu verschiedenen Uhrzeiten Werte über 140/90?

Haben Sie starkes Übergewicht? Liegt Ihr Body-Mass-Index (Körpergewicht in Kilogramm geteilt durch Körperlänge in Metern zum Quadrat) über 30?

Ist Ihr Schlaf nicht erholsam? Wachen Sie morgens wie gerädert auf, kommen Sie nicht aus den Federn, haben Sie oft morgendliche Kopfschmerzen?

Bauen Sie in letzter Zeit ab? Vergessen Sie mehr als früher, verlässt Sie Ihre Konzentrationsfähigkeit, fühlen Sie sich ungewöhnlich schlapp und schwermütig?

Haben Sie Potenzprobleme? Fällt es Ihnen immer schwerer, Ihren Mann zu stehen?

Leiden Sie an Tagesschläfrigkeit? Australische Forscher haben einen simplen Fragebogen entwickelt, der sich in der Praxis gut bewährt hat (Epworth-Skala). Kreuzen Sie für jede der folgenden Situationen an, wie leicht es Ihnen fällt, einzuschlafen:

0 Punkte = würde nie einschlafen
1 Punkt   = würde kaum einschlafen
2 Punkte = würde möglicherweise einschlafen
3 Punkte = würde sehr wahrscheinlich einschlafen

	0	1	2	3
im Sitzen lesen	☐	☐	☐	☐
Fernsehen	☐	☐	☐	☐
ruhiges Sitzen an öffentlichem Ort (z. B. Theater, Versammlung)	☐	☐	☐	☐
eine Stunde ohne Pause Mitfahrer im Auto sein	☐	☐	☐	☐
nachmittags im Bett oder auf dem Sofa ausruhen	☐	☐	☐	☐
mit jemandem im Gespräch zusammensitzen	☐	☐	☐	☐
ruhiges Sitzen nach alkoholfreiem Mittagessen	☐	☐	☐	☐
Verweilen im Auto bei einem mehrminütigen erzwungenen Halt (Stau, Ampel o. Ä.)	☐	☐	☐	☐

Addieren Sie die Gesamtpunktzahl. Im Querschnitt durch die Normalbevölkerung resultiert die Zahl sechs. Ab elf haben Sie eine erhöhte Einschlafneigung.

Schlummerdiagnose.
Das Schlaflabor

Erhärtet sich der Verdacht, dass hinter ihrer Sägerei eine ernste Gesundheitsgefahr steckt, werden Schnarcher verkabelt. Zuerst ambulant, später im Schlaflabor, sammeln Ärzte mit modernen Diagnosegeräten so viele Daten über den Schlaf wie irgend möglich.

Als die Prozedur beginnt, blickt der grinsende Mann mit dem braunen Schnauzbart und den buschigen Augenbrauen noch unsicher auf die Schlaflabor-Assistentin. Eine Stunde später, wenn beide hart an seiner Verwandlung in ein Versuchskaninchen gearbeitet haben, wird der Mann mit Verdacht auf Schlafapnoe, den ich Heiner Kurt nennen möchte, nur noch entgeistert fragen, wie er jetzt überhaupt noch einschlafen soll. Die Assistentin wird ihn daraufhin mit sicherer Stimme beruhigen: «Das ist bisher fast jedem gelungen.»

Kabelsalat.
Wie man 20 Sensoren befestigt

Frisch geduscht und mit gewaschenen Haaren hat Kurt das schallgedämpfte Einzelzimmer im örtlichen Krankenhaus betreten. Ihm steht eine Polysomnografie bevor, der Testschlaf im Schlaflabor. Die Ableitelektroden für EEG und EKG sollen gut haften, und kein Fett, Schweiß und Dreck soll die Signalübertragung behindern. Nun legt die Assistentin los: Acht Elektroden klebt sie allein in Kurts Gesicht und auf den Skalp, drei weitere auf die Brust. Das fällt besonders schwer, weil sich das üppige Brusthaar wehrt. Also hilft sie mit leitendem Gel und ein bisschen Pflasterklebeband nach, bevor sie zwei Gummibänder, die aussehen wie Fahrradschläuche, um seinen Brustkorb zurrt und einen Körperlagesensor und zwei Bewegungsmelder an den Beinen befestigt. Schließlich klebt die Assistentin noch ein Mikrophon auf Kurts Kehlkopf, befestigt einen Messfühler an seiner Nase, der sowohl den Luftstrom als auch die Lufttemperatur registriert, und stülpt zu guter Letzt ein kleines Messgerät über seine Fingerkuppe, das den Blutsauerstoffgehalt ermittelt.

Dann startet die Feinabstimmung: Alle Sensoren werden per Kabel mit einem Computer im Nebenraum verbunden. Jedes der 20 Kabel prüft die Assistentin sorgfältig darauf, dass es nicht losreißen kann und den Testschläfer nicht behindert. Immer wieder muss er sich drehen und wenden und sofort melden, wenn etwas zwackt oder sich ein Kabel strafft. Kritische Stellen werden mit Pflasterklebeband fixiert. Immerhin soll das Ganze die kommenden acht Stunden halten. Im nächsten Schritt testet und eicht die Fachfrau die Signale: Sind sie stark und deutlich genug? Zeigen sie die korrekten Maße an? Bei jedem Testlauf erklärt sie Kurt, wozu die jeweilige Einzelmessung nötig ist.

Abb. 5: Was im Schlaflabor gemessen wird

Egal wonach Ärzte beim Testschläfer suchen, die so genannte Basis-Ableitung wird immer gemacht. EEG, EMG und EOG sind notwendig zur Ermittlung der Schlafphasen (nach J. Röschke, K. Mann: Schlaf und Schlafstörungen, C. H. Beck, 1998).

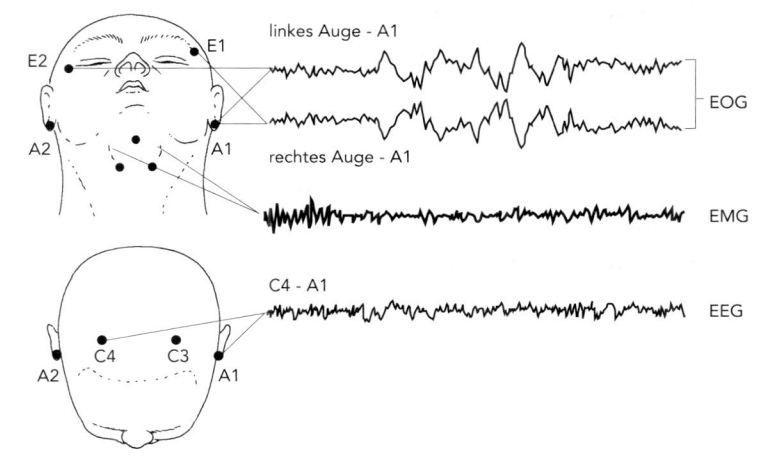

Damit Sie wissen, warum Sie verkabelt werden, hier eine Begriffserklärung:

Atemfluss: Meist registrieren Temperatur- und Luftbewegungsfühler an Mund und Nase die ein- und ausströmende Atemluft. Diese Aufgabe kann aber auch eine kleine Atemmaske übernehmen. Tritt eine Apnoe auf, fehlt der Atemfluss.

Atembewegungen: Sie werden mit Hilfe eines Dehnungsfühlers in elastischen Bändern gemessen, die um den Brustkorb und das Zwerchfell gespannt sind. Treten sie ohne Atemfluss auf, hat der Testschläfer eine obstruktive Apnoe, fehlen Atembewegung und Atemfluss, liegt eine zentrale Apnoe vor.

Beinbewegungen: Sie werden meist durch ein EMG am Schienbeinmuskel registriert. Heftige Beinbewegungen können auf das verbreitete «Syndrom periodischer Bewegungen im Schlaf» hindeuten.

EEG, Elektroenzephalogramm: Messung des Hirnstrom-Musters, das sich durch die Schädeldecke hindurch mit Hilfe von Kopf-Elektroden ableiten lässt. Je langwelliger das EEG, desto tiefer der Schlaf.

EKG, Elektrokardiogramm: Messung der Herzaktivität, die sich durch Elektroden auf dem Brustkorb erfassen lässt. Ein Anstieg kann auf die Alarmreaktion und das kurze Aufwachen hindeuten, mit denen das Gehirn auf eine Apnoe reagiert (Arousal). Während der Apnoe geht der Puls indes oft zurück.

EMG, Elektromyogramm: Messung des Muskeltonus, meist durch Elektroden am Kinn. Die geringste Muskelspannung tritt in REM-Phasen auf. Aufwachreaktionen erzeugen einen plötzlichen Tonus-Anstieg.

EOG, Elektrookulogramm: Messung der Augenbewegungen durch Elektroden im Augenwinkel oder unter den Augenlidern. Starke Augenbewegungen treten in REM-Phasen auf.

Erektionen: Sie treten bei gesunden Männern während REM-Phasen auf und werden mit Hilfe zweier Messschlaufen an der Spitze und der Basis des Penis erfasst, die Härte und Umfang registrieren. Die Messung ist nur bei Verdacht auf Potenzstörungen wichtig. Denn: Hat jemand normale nächtliche Erektionen, kann sein Problem keine körperlichen Ursachen haben.

Gesamteindruck: Damit sich die Pfleger jederzeit ein genaues Bild von der Situation machen können, filmt eine Infrarot-Videokamera das Bett.

Körperlage: Ein Körperlagesensor, bestehend aus einem schweren Körnchen in einem kugeligen Messfeld, misst – ähnlich wie der Schweresinn in unserem Ohr – die Lage des Schläfers.

Pulsoxymetrie: Schmerzfreie Registrierung des Blutsauerstoffgehalts mit einem Sensor auf Ohrläppchen oder Fingerkuppe, der Lichtstrahlen ins Gewebe sendet und deren Verfärbung auswertet. Die Sauerstoffsättigung kann bei langen Apnoen stark absinken, was die Atempausen für den Körper so gefährlich macht.

Schnarchgeräusche: Sie registriert ein Mikrophon, das oft auf dem Kehlkopf befestigt ist. Wichtig ist die Lautstärke, aber auch die Art und Regelmäßigkeit des Geräuschs.

Der Tag davor.
Das Vorprogramm

Endlich ist es so weit. Kurt hat eingesehen, dass die bevorstehende Nacht nicht gerade die gemütlichste seines Lebens werden wird, aber vermutlich auch nicht die schlechteste. Eigentlich hat er es sich schlimmer vorgestellt. Gegen 22.30 Uhr löscht die Assistentin das Licht im Schlaflabor, schaltet die Infrarot-Kamera an der Zimmerdecke an und sagt: «Na, denn träumen Sie was Schönes». Sie verschwindet im Nebenraum.

Von dort wird das Nachtteam des Schlaflabors die Messungen und den Schläfer kontrollieren. Noch während sie prüfen, ob alle Ableitungen o. k. sind, zeigt das Schlafprofil, dass Heiner Kurt eingeschlafen ist. Nur wenige Minuten verweilt er in den Schlafstadien eins und zwei und ist kurz darauf bereits auf dem Weg in seinen ersten Tiefschlaf.

Vielleicht träumt Heiner Kurt bereits vom anstrengenden Vorbereitungsprogramm, das er tags zuvor absolvieren musste: Kaum in der Schlafklinik eingetroffen, wurde er ein erstes Mal untersucht, und ein Lungenarzt prüfte die Kräftigkeit seines Atemorgans. Am Nachmittag besuchte er mit ein paar Leidensgenossen einen Unterricht über gesunden Schlaf und korrekte Atmung. Den frühen Abend verbrachte er mit Körperpflege, einer Reaktionszeitmessung und dem Ausfüllen eines Fragebogens zur Erfassung seines Gesundheitszustands, seines Schnarchrisikos und seiner Tagesschläfrigkeit.

Ambulante Somnografie.
Der Schlaftest für zu Hause

Kurt ist ein typischer Fall: Er schnarcht schon lange, er schnarcht heftig und er schläft immer während der Tagesschau und beim Tatort ein. Seine Freundin bat ihn schließlich, sich vom Hausarzt ins Schlaflabor überweisen zu lassen. Dort erhielt er zuerst ein ambulantes Schlafüberwachungsgerät mit nach Hause. Ein Arzt erklärte ihm, wie und wo er Fühler und Elektroden anlegen musste, die Atmung, Puls, Blutsauerstoffgehalt, Körperlage und Schnarchgeräusche registrieren. Der kleine Kasten speicherte alle Daten, damit die Somnologen sie später auswerten konnten.

Diese ambulante Somnografie ist zwar nicht so genau und aussagekräftig wie der Testschlaf im Labor, in acht von zehn Fällen gelingt es damit jedoch, den Krankheitsverdacht mit vergleichsweise geringem Aufwand zu erhärten oder zu entkräften. Bestätigt sich der Verdacht oder bestehen weiterhin Zweifel, muss der Schnarcher ins Labor. Doch: «Menschen mit ausgeprägter Tagesschläfrigkeit müssen auch dann zu uns kommen, wenn die ambulante Messung keine Anhaltspunkte für eine Krankheit ergibt», sagt Dr. Holger Hein, Schlaflaborleiter am Krankenhaus Großhansdorf bei Hamburg. Im Schlaflabor werden zusätzlich zu den bereits ambulant erfassten Daten auch Hirnströme, Muskeltonus und Augenbewegung verfolgt. Nur so lassen sich die Schlafphasen eindeutig bestimmen und Schlafstörungen exakt ermitteln.

Wenn der Check zu Hause eine totale Entwarnung bringt und der Schnarcher keine körperlichen Zeichen für eine ernste Schlafstörung hat, ersetzt das ambulante Gerät aber den Gang in die Klinik. Das ist wichtig, denn die Betten für Testschläfer sind noch immer knapp. Schlafpatienten müssen oft lange Wartezeiten in Kauf nehmen. «Normale Patienten warten im Mittel acht Monate auf eines unserer Schlaflaborbetten. Nur dringliche Fälle kommen fast sofort an die Reihe», berichtet Hein.

Schnarchen im Weltall

Männer schnarchen in der Schwerelosigkeit weniger. Diese Erkenntnis verdankt die Menschheit einer Mission der Raumfähre «Columbia» aus dem Jahre 1998. Mit 77 Messungen an fünf Astronauten testeten Forscher der University of California, ob die Nächte im All anders sind als auf der Erde. 2001 folgte das Ergebnis: Die Zahl der Atempausen sank um mehr als die Hälfte. Das Schnarchen verschwand fast völlig. Statt wie auf Erden in 16 Prozent der Schlafphasen sägten die Schnarchonauten nur noch in 0,7 Prozent der Phasen. Die Schwerelosigkeit verhindere das Zusammenfallen der Rachenmuskulatur, mutmaßen die Forscher. Daheim schnarchten die Probanden aber wieder wie zuvor.

Dank der ambulanten Somnografie konnten Schlafforscher inzwischen auch die häufigste Kritik an den Schlaflabors entkräften: Der Vergleich zwischen ambulanten und stationären Nächten zeigt, dass die Testschläfer in der fremden Umgebung ähnlich gut – oder schlecht – schlafen wie bei sich zu Hause. Die Ergebnisse aus den Labors lassen sich also auf die Alltagssituation übertragen. Natürlich gibt es dennoch viele Schnarcher, die in der Klinik Einschlafprobleme haben. Dann greifen Somnologen zu einem simplen Trick: Sie lassen empfindsame Fälle einfach eine oder zwei Nächte Probe schlafen. Das hilft fast immer. Sind die Ergebnisse nach der ersten Überwachungsnacht unklar, müssen die Patienten noch ein zweites Mal an die Kabel.

Der Tag danach.
Die Diagnose und die Folgen

Bei Heiner Kurt brachte bereits die ambulante Schlafüberwachung deutliche Hinweise auf häufige nächtliche Atemaussetzer. Die Nacht im Schlaflabor bestätigt das: Kaum hat er Schlafstadium drei erreicht, schnarcht er los, und die ersten Apnoen treten auf. Immer wieder reißt es ihn zurück in die Stadien eins oder zwei. Der erholsame Tiefschlaf fällt flach, und die erste, normalerweise recht früh einsetzende REM-Phase bleibt ebenfalls aus. Besonders heftig schnarcht Kurt, als nach rund drei Schlafstunden doch endlich der REM-Schlaf beginnt. Von nun an häufen sich kurze Aufwachmomente, sie zerstückeln REM-Phasen und Leichtschlaf, Tiefschlaf findet überhaupt nicht mehr statt.

Am Tag danach wertet der Schlafmediziner die Ergebnisse aus und stellt eine klare Diagnose: Schweres obstruktives Schlafapnoe-Syndrom. Kurt soll – wie bei solchen Fällen üblich – eine Beatmungsmaske tragen. Aus fast 50 Typen wählt die Assistentin ein geeignetes Modell aus. Kurt lässt sich gemeinsam mit anderen Patienten und Angehörigen erklären, was er beim Umgang mit der Maske beachten soll. Die restliche Zeit steht ganz im Zeichen der Tagesmessungen: Morgens werden die Sensoren frisch aufgeklebt, und Kurt muss alle zwei Stunden zur Verkabelung antreten. Dann soll er 40 Minuten bequem im Sessel sitzend wach bleiben. Das gelingt ihm allerdings nur um 15 Uhr. Bei den Messungen um neun, elf und 13 Uhr nickt er jedes Mal mittendrin ein.

MSLT und MWT. Wie Ärzte Müdigkeit messen

Auch tagsüber legen sich im Schlaflabor andauernd Patienten ins Bett. Ärzte messen mit Hilfe des Multiplen Schlaflatenz-Tests, kurz MSLT genannt, wie schläfrig die Patienten sind. Tagesschläfrigkeit gilt als einer der deutlichsten Hinweise auf nächtliche Schlafstörungen. Deshalb werden die Patienten beim MSLT alle zwei Stunden zum Nickerchen ins Schlaflaborbett gebeten und an die Diagnosegeräte angeschlossen. Je schneller sie einschlafen, desto schläfriger sie. Nicken sie innerhalb von 20 Minuten nicht weg, dürfen sie aufstehen und müssen erst zwei Stunden später wieder in die Federn.

Viele Kliniken führen auch die Messung der Wachbleibefähigkeit durch, den «Maintenance of Wakefulness-Test», kurz MWT genannt. Dabei müssen die Patienten 40 Minuten lang bequem im Sessel sitzen und versuchen wach zu bleiben.

Auf der Suche nach einer weniger aufwändigen Müdigkeitsmessung haben Forscher aus Tübingen ein neues Verfahren entwickelt: Bei der Pupillometrie müssen die Probanden 15 Minuten tatenlos in einem abgedunkelten Raum sitzen. Ein Messgerät erfasst die Größe ihrer Pupillen. Beginnen diese immer schneller auf- und zuzugehen oder verkleinern sie sich deutlich, zeigt das angeblich sehr genau die Schläfrigkeit der Patienten an.

Die zweite Nacht.
Guter Schlaf dank Maske

In der nächsten Nacht wird Kurt wieder verkabelt. Doch diesmal schläft er mit Maske, und das Nachtteam stellt anhand der gemessenen Werte mit einer Fernbedienung den optimalen Überdruck ein, bei dem er problemlos atmet und möglichst wenig Apnoen bekommt. Am nächsten Morgen wacht der Apnoiker so erholt auf, wie schon lange nicht mehr. Sein Schlafprofil lässt erkennen, warum: Er verbrachte deutlich mehr Zeit in Tief- und REM-Schlaf als die Nacht zuvor. Auch die folgenden Tagesmessungen ergeben, dass Kurt ausgeschlafener ist als sonst. Er schafft es jedes Mal, die vollen 40 Minuten wach zu bleiben. Er wird entlassen und soll sich demnächst noch einmal das kleine ambulante «Schlaflabor» mit nach Hause nehmen. Läuft dabei alles klar, wird er einen Termin in zwei bis drei Monaten bekommen. Dann spätestens wird haarklein im Krankenhaus überprüft, ob er dank Nasenmaske atempausenlos schlafen kann. «Weitere Nachkontrollen sollten ambulant und stationär stattfinden», erklärt Somnologe Dr. Holger Hein.

So perfekt wie in diesem Beispiel laufen die Diagnose des Schlafapnoe-Syndroms und die Maskeneinstellung natürlich nur in den seltensten Fällen. Die Abstimmung der optimalen Beatmungsmaske ist anstrengend und oft sehr schwierig. «Wir lassen uns dafür sehr viel Zeit und versuchen dem Patienten die nötige Ruhe zu vermitteln», erzählt Hein. Gehe schon zu Beginn etwas schief, fehle meist das Vertrauen in die Technik. Manche Schnarcher müssen auch nach kurzer Zeit wiederkommen, weil neue Probleme auftauchen oder die Maske nicht richtig funktioniert. Doch langfristig gelingt die Einstellung fast immer, «und dann sind die Patienten auch extrem zufrieden mit dem Gerät und tragen es regelmäßig», so Hein.

Auch Heiner Kurt ist glücklich, den Gang zum Schlaflabor gewagt zu haben. Er weiß endlich, warum er sich unentwegt so mies fühlt. Und er kann sich nun auf bessere, weil ausgeschlafenere Tage freuen.

Lassen also auch Sie nicht wieder Ihre Angst vor dem Testschlaf im Krankenhaus über die Vernunft siegen. Kurt mag ein echter Vorzeigepatient sein. Doch wollen Sie sich lieber einreden lassen, Schlaflabors seien Folterkammern? Nach zwei, drei Nächten ist die Geschichte überstanden, hinterher sind Sie vielleicht Ihre Schlappheit los – und garantiert um eine interessante Erfahrung reicher.

Entspannung und Routine.
Den Schlaf wiederfinden

Extremschnarcher sollten zuallererst umlernen: Mit Maßnahmen für mehr Gemütlichkeit und gegen Stress können sie ihr Leiden zumindest etwas lindern. Einschlafhilfen und Entspannungsübungen wirken manchmal Wunder.

Und? Welche Diagnose hat das Schlaflabor bei Ihnen gebracht? Sind Sie ein starker Schnarcher, dessen Gesundheit unter dem nächtlichen Radau bereits gelitten hat? Haben Sie ernste Atemstörungen oder gar ein ausgewachsenes OSAS? So oder so, werden Ihnen die Ärzte zuallererst nahe gelegt haben, Ihr Leben zu ändern. Von nun an heißt es, vernünftig zu werden. «Bei leichten Formen der Schlafapnoe kann eine Umstellung von Lebensgewohnheiten bereits eine deutliche Verbesserung bringen», macht Dr. Rainer Popovic Mut. Der Schlafarzt von der Universitätsklinik Wien zählt auf, welche Maßnahmen seiner Meinung nach besonders wichtig sind: «Gewichtsreduktion, Vermeiden von abendlichem Alkoholgenuss, keine späten Mahlzeiten, kein Stress und das Verhindern der Rückenlage beim Schlafen.»

Nun fühlen Sie sich garantiert an Teil zwei des Schnarchbuchs erinnert. Selbstverständlich sind die dort präsentierten Schnarchauslöser auch die wichtigsten Faktoren, die krankhaft schnarchende Menschen aus dem Weg räumen müssen. Die ersten Gegenmaßnahmen sind deshalb auch die gleichen wie bei gewöhnlichen Schnarchern. «Abspecken und Alkoholverzicht helfen», sagen alle Schlafmediziner. Solche und viele weitere Tipps, die so oder so ähnlich bereits in diesem Buch erwähnt wurden, bekommen die Patienten mit auf den Weg, wenn sie das Schlaflabor verlassen. Wer ein schweres Schlafapnoe-Syndrom hat, muss natürlich zusätzlich immer mit einer medizinischen Therapie behandelt werden, etwa mit einer Beatmungsmaske.

Ruhe suchen.
Wege aus der Schlaflosigkeits-Falle

Doch für krankhaft schnarchende Menschen ist noch etwas anderes ganz wichtig: Sie müssen erst einmal ihre Ruhe und den verloren gegangenen Schlaf zurückfinden. Entspannungstechniken wie Atemtherapie, Yoga, Muskelentspannung oder Autogenes Training helfen gegen den Stress, den durchschnarchte Nächte auslösen, und tragen dazu bei, besonders lästige und Nerven aufreibende Gedanken des Tages vor dem Einschlafen abzuschütteln. Ihr Arzt oder eine Selbsthilfegruppe weiß, wie Sie die geeignete Methode und einen guten Trainer finden.

Für die Muskelentspannung (nach Jacobson) brauchen Sie zum Beispiel gerade eine Viertelstunde Zeit. Wählen Sie einen entspannenden Leitsatz, etwa «ich bin ganz ruhig» oder «mir geht es sehr gut», der Ihre Gedanken auf die Entspannung vorbereitet und Sie während der Übung begleitet, legen Sie sich hin oder setzen Sie sich bequem auf eine Couch. Schließen Sie die Augen, atmen Sie ein und spannen dabei ein bestimmtes Körperteil an, erst die rechte Hand, dann die linke, dann den rechten Oberarm, dann den linken, die Stirn (runzeln), die Augenbrauen, Wangen- und Kaumuskulatur, die Brustmuskulatur (Brust raus, Bauch rein), die Fersen und zum Schluss die Waden. Halten Sie die Anspannung jedes Mal fünf Sekunden, atmen Sie danach ruhig aus und lassen die Muskeln dabei ganz allmählich wieder los. Lassen Sie eine halbe Minute ganz locker, bevor Sie mit dem nächsten Körperteil starten. Danach wird Ihnen das Einschlafen sicher leichter fallen.

Ist Schnarchen strafbar? Die Sägerei als Rechtssache

In Kalifornien sollen die entnervten Nachbarn einer extrem laut schnarchenden Frau eines Nachts die Polizei geholt haben. Sie wollten endlich schlafen. Die Ordnungshüter wussten sich nicht anders zu helfen, als die Schnarcherin wegen Ruhestörung zu verhaften. Die Arme wurde allerdings nach kurzer Zeit wieder auf freien Fuß gesetzt. Schnarchen sei kein Straftatbestand, hatte man festgestellt.

In Deutschland hätte der Frau – vorausgesetzt, sie wohnt zur Miete – unter Umständen die Wohnung gekündigt werden können. Weil extremes

Schnarchen als Krankheit gilt, sind schnarchende Mieter jedoch sehr gut geschützt, sagt Michael Kopff, Jurist vom Mieterverein zu Hamburg: «Meistens einigen sich in solchen Fällen die Parteien ohnehin, bevor es zum Prozess kommt.» Kopff rät gestörten Nachbarn, sich zuerst mit dem Schnarcher zu unterhalten. Er wechselt dann möglicherweise das Schlafzimmer oder geht zum Arzt. Ist der Schnarcher uneinsichtig, sollte man den Vermieter bitten, etwas zu unternehmen, etwa für eine Schalldämmung zu sorgen.

Keinesfalls sollten die Nachbarn zur Selbsthilfe greifen. Wenn sie sich nachts lautstark über das Schnarchen beschweren, sind sie laut Kopff schlechter geschützt als ihr lärmender Nachbar: Bei einem Rechtsstreit vor dem Landgericht Hamburg verlor 1997 zwar ein Vermieter, der einer Frau kündigen wollte, die allnächtlich versuchte, ihren schnarchenden Nachbarn durch die Wand hindurch zu wecken. Das geschah laut Urteilsbegründung aber nur, weil durch die «Privatfehde» keine weiteren Mietparteien gestört wurden (Aktenzeichen 316 S 56/97).

Um seine Wohnung bangen muss dagegen, wer sich bei einem schnarchenden Ehepaar eingemietet hat. Ein Mieter erhielt unlängst die Kündigung für seine Zweizimmerwohnung, die im Haus des Vermieters lag. Wegen seines chronischen Schnarchens wünsche seine Frau getrennte Schlafzimmer, schrieb der Vermieter und meldete Eigenbedarf an. Die Frau leide an erheblichem Schlafmangel. Eine Gesundheitsgefährdung sei nicht auszuschließen. Das Amtsgericht Sinzig gab ihm Recht (Aktenzeichen 14 S 216/98).

Jeder Schwerstschnarcher sollte indes nicht nur gelegentlich die Seele baumeln lassen. Zusätzlich sollte er sein Bett und sein Schlafzimmer zu einer Art Heiligtum erklären. Guter Schlaf will erkämpft werden. Wann immer erholsames Schlafen keine Selbstverständlichkeit mehr ist, gilt es deshalb ein paar Tipps zu beherzigen, die den Schlaf insgesamt verbessern. Solche «Maßnahmen zur Schlafhygiene», so der Fachausdruck, sind die erste Therapie gegen Schlafstörungen aller Art, besser als jedes Schlafmittel, Entspannungsbad oder vermeintliche Schlummerbierchen. Hier die wichtigsten Tipps, von denen nicht nur Schnarcher profitieren, sondern auch Menschen mit anderen Schlafstörungen, wie Restless Legs Syndrom, Albträumen oder Einschlafbeschwerden.

Schlafen lernen in 15 Schritten

1. **Begrenzen Sie die Zeit im Bett.** Stehen Sie morgens auf, wenn Sie ausgeschlafen sind.
2. **Halten Sie sich an regelmäßige Schlafzeiten.** Stehen Sie immer zur gleichen Zeit auf und gehen Sie zur gleichen Zeit ins Bett, auch am Wochenende.
3. **Benutzen Sie das Bett nur zum Schlafen.** Schmeißen Sie den Fernseher aus dem Schlafzimmer. Essen Sie nie im Bett. Das Einzige, was außer schlafen im Bett erlaubt ist, ist Sex.
4. **Schmeißen Sie Uhren raus.** Drehen Sie den Wecker um oder sorgen Sie dafür, dass Sie nachts die Uhrzeit nicht mehr lesen können.
5. **Schlafen Sie überwiegend nachts.** Mittagsschläfchen, die länger als 30 Minuten dauern, sind für Menschen mit Schlafstörungen tabu.
6. **Werden Sie tagsüber aktiver.** Versuchen Sie regelmäßig, am besten täglich, etwas Sport zu treiben oder sich insgesamt mehr zu bewegen. Das macht Sie abends müde.
7. **Gestalten Sie den Abend richtig.** Abends und vor allem vor dem Zubettgehen sind anstrengende oder besondere Konzentration erfordernde Tätigkeiten tabu, etwa Sport, heiße oder kalte Bäder, Hausputz und Büroarbeit.
8. **Keine Aufputschmittel.** Verzichten Sie ab 15 Uhr auf Kaffee, Cola, Kakao oder Schokolade.
9. **Kein Alkohol, keine Zigaretten.** Spätestens drei Stunden vor dem Einschlafen sollten Sie keinen Alkohol mehr trinken und keine Zigaretten mehr rauchen.
10. **Abends keine Völlerei.** Schwere Mahlzeiten am Abend können einen nachhaltig am Einschlafen hindern.
11. **Liegen Sie nicht zu lange wach im Bett.** Wenn Sie nachts wach liegen, stehen Sie spätestens nach einer halben Stunde auf und suchen sich eine entspannende Ablenkung wie Lesen. Gehen Sie erst zurück ins Bett, wenn Sie wieder müde sind.
12. **Machen Sie es sich gemütlich.** Richten Sie sich das Schlafzimmer behaglich ein und sorgen Sie für die optimale Zimmertemperatur von etwa 18 Grad. Zu warme, aber auch zu kalte Schlafzimmer sind schlecht.

13. Wählen Sie den richtigen Raum. Machen Sie jenes Zimmer zu Ihrem Nachtquartier, das vor Lärm am besten geschützt und von äußeren Lichtquellen optimal abgeschirmt ist.

14. Keine Hilfsmittel. Benutzen Sie von sich aus keine Schlaftabletten oder Beruhigungsmittel, auch keine vermeintlich harmlosen, die frei verkäuflich sind. Ausnahmen sind natürlich vom Arzt verschriebene Medikamente.

15. Das Schwierigste zuerst. Knöpfen Sie sich als Erstes die Regel vor, deren Einhaltung Ihnen am schwersten fällt.

Spangen, Strom und Schnuller.
Wie die Zunge vorn bleibt

Zu den wenigen ernst zu nehmenden Ansätzen in der Schnarchtherapie gehören verschiedene Hilfsmittel, die Unterkiefer und Zunge im Schnarchfall nach vorne verlagern. Sie können sogar bei leichten Formen des Schlafapnoe-Syndroms helfen.

Die Firma Medtronic hat einen guten Ruf in der Medizintechnik-Branche. Der führende Hersteller von Herzschrittmachern ist spezialisiert auf kleine Geräte, die unter die Haut gepflanzt werden und gezielt Nerven, Muskeln oder Hirnregionen stimulieren. Die Technik ist sehr vielseitig und hält nicht nur schwache Herzen im Takt. Sie hilft auch gegen so unterschiedliche Leiden wie Parkinson, chronische Schmerzen oder Inkontinenz. Seit kurzem gehören sogar Schnarcherinnen und Schnarcher zur Zielgruppe des US-Konzerns.

Gezielte Reize.
Die Neurostimulation

Medtronic entwickelte das Inspire-System, das Patienten mit Schlafapnoe oder extremem Schnarchen helfen soll: Zwei Kabel, ein Sensor und ein Kästchen werden von einem Arzt unter die Haut gepflanzt. Das Metallkästchen, etwa so groß wie eine Streichholzschachtel, landet unterhalb des Schlüsselbeins. Es ist verbunden mit dem Sensor, der oberhalb des Brustbeins sitzt und Atmungsstörungen registriert. Im Schnarchfall reizt es über das zweite Kabel einen Nerv, der unter der Zunge verläuft. Durch den winzigen gezielten Elektroschock verschiebt sich die Zunge nach vorne und macht wieder Platz in den Atemwegen des Schnarchers.

So weit die Theorie, die eindrucksvoll unterstreicht, wie phantasievoll Tüftler im Kampf gegen knatternde Rachen sein können. Und die Praxis? Funktioniert der aufwändige Antischnarch-

Neurostimulator wirklich? «Sein Stellenwert ist noch nicht geklärt», schätzt Schlafmediziner Dr. Holger Hein. In Einzelfällen hätte die Methode Erfolge erzielt. Infrage kommt ihr Einsatz allerdings nur bei Patienten, bei denen sich die Atemwege ausschließlich im Bereich des mittleren Rachens verschließen. Und die sind eher die Ausnahme.

Kiefer vor.
Spangen können helfen

Zuverlässiger ist die Datenlage bei einer anderen Methode, die Zunge nachts nach vorne zu bekommen: Kieferorthopädische Zahnspangen, auch Aufbissschienen oder Kieferorthesen genannt, verändern die Lage des Unterkiefers und schaffen so mehr Raum im kritischen Bereich der Zungenbasis. Studien über Erfolge im Kampf gegen das gewöhnliche, primäre Schnarchen sind jedoch widersprüchlich: Einmal wurde die Hälfte von 68 Probanden vom Lärm erlöst, ein anderes Mal nur 17 Prozent von 48 Testschnarchern.

Gelegentlich helfen die Spangen sogar gegen Schlafapnoe, urteilt Dr. Bernhard Sanner, Leiter des Zentrums für Schlafmedizin am Marienhospital in Herne. Allerdings dürfe die Krankheit noch nicht sehr heftig sein, und die Spangen seien weniger effektiv als eine Therapie mit Beatmungsmasken.

Viele Schlafmediziner raten Patienten mit gewöhnlichem Schnarchen oder schwacher Schlafapnoe deshalb, die Zahnspangen einfach mal auszuprobieren. Wenn sie nicht wirken oder unangenehm sind, kann man sie wieder ausziehen und muss nicht mit unumkehrbaren negativen Folgen leben – was einem bei einer Operation durchaus passieren kann.

Kieferorthopäden oder Zahnärzte, die meistens die Spangen anpassen, tun dennoch gut daran, keine Wunder zu versprechen: Die Untersuchung von 77 schnarchenden Spangenträgern ergab, dass nur ein gutes Drittel die Aufbissschiene auch zwei Jahre nach Studienbeginn noch regelmäßig einsetzte. Sie waren mit dem Produkt offenbar zufrieden. Der Rest nahm es nicht mehr in den Mund, entweder weil es nicht half oder zu unangenehm war. «Nebenwirkungen wie Verspannungen der Kiefer, Zahnschmerzen und Mundtrockenheit treten jeweils bei 25 bis 30 Prozent der Patienten mit Aufbissschienen auf», weiß Holger Hein.

Die Nachfrage nach den Antischnarch-Spangen scheint dennoch gewaltig zu sein: Allein in den USA gibt es 37 verschiedene Sorten. Hierzulande ist die «Esmarch-Schiene» am verbreitetsten, die an einen Mundschutz für Eishockeyspieler erinnert. Die Zähne passen nur hinein, wenn der Unterkiefer um mindestens fünf Millimeter nach vorne verschoben ist. Dadurch wird in den Atemwegen Platz geschaffen. Bei modernen Spangen kann man trotz der Schiene die Kiefer ein wenig bewegen. Dadurch sind Verspannungen der Kiefermuskulatur seltener geworden.

Macht Schnarchen dumm?

Was Forscher von der Universität Erlangen 1999 herausfanden, muss jeden Schnarcher beunruhigen: Studenten, die im Schlaf sägen, erzielen im Durchschnitt schlechtere Prüfungsnoten als Nichtschnarcher. Dr. Joachim Ficker und Kollegen baten 273 Medizinstudenten, im Anschluss an eine Prüfung die Frage zu beantworten, ob sie oft, selten oder nie schnarchten. 201 Studenten kamen der Bitte nach, darunter 123, die zumindest gelegentlich sägten.

Das Resultat ergab deutliche Unterschiede zwischen den beiden Gruppen: Die Schnarcher beantworteten im Durchschnitt mehr Fragen falsch als ihre Kommilitonen mit den stilleren Nächten. 26 Prozent der Schnarcher fielen durch die Prüfung, bei den Nichtschnarchern waren es nur 13 Prozent.

Der tiefe, ruhige Schlaf der Nichtschnarcher erlaubte ihnen vermutlich eine bessere Prüfungsvorbereitung – eine Erkenntnis, die neueste Ergebnisse der Schlafforschung untermauern: Im Schlaf werden Übungen des Tages erst richtig trainiert, fanden Forscher aus den USA und Deutschland im Jahr 2000 heraus. Schläft man 30 Stunden nach einer Lerneinheit gar nicht, hat man auch nichts gespeichert.

Zunge raus!
Der Antischnarch-Schnuller

Als Alternative zu den Zahnspangen empfehlen manche Zahnärzte auch einen so genannten Zungenretainer. Dieses Gerät – auch Antischnarch-Schnuller genannt – scheint aber wie so viele andere Mittel eher aus der Folterkammer zu stammen als aus einem medizintechnischen Labor. Ein Hohlkörper, der sich zwischen Lippen und Zähnen befindet, wird von den Beißern fest gehalten. In den Hohlkörper muss der arme Schnarcher abends seine Zungenspitze schieben, wodurch sich das Geschmacksorgan in ganzer Länge nach vorne streckt. Das Vakuum im Hohlkörper saugt die Zunge fest und fixiert sie für den Rest der Nacht in dieser angeblich schnarchmindernden Position.

Auf die gleiche Wirkung zielt eine Zahnspange, die im oberen Gaumen sitzt und die Zunge von hinten mit einem Kunststoffpolster nach unten und vorne drückt. Beiden Geräten ist gemein, dass sie in medizinischen Studien bislang kaum getestet wurden. Und das Wenige, was bekannt ist, scheint auch nicht gerade für sie zu sprechen. In Einzelfällen und gegen primäres Schnarchen können sie wohl helfen. Bei den meisten Menschen haben sie aber überwiegend unerwünschte Wirkungen, sie lösen etwa Druckstellen an der Zunge aus, führen zu übergroßem Speichelfluss, Würgereizen, trockenen Schleimhäuten oder rufen das Gefühl hervor, die Zunge würde sich ablösen.

Das Zungenmuskeltraining.
Kraft durch Strom

Der neueste Trick, mit dem Schnarcher ihre Zunge am nächtlichen Zurückfallen hindern wollen, ist das Zungenmuskeltraining: Mit einem elektrischen Reizgerät soll dabei die Haltemuskulatur der Zunge gestärkt werden. Sie kräftige und verkürze sich, erklärt Dr. Hans Werner Gessmann vom PIB Schlafmedizinischen Zentrum in Duisburg, der das Verfahren weiterentwickelte und bereits an vielen Patienten testete. Die Zunge falle während des Schlafens weniger leicht in den Rachen zurück, Atemaussetzer würden seltener. «Die gängige Lehrmeinung, Schlafapnoe sei unheilbar, ist widerlegt», kommentiert Gessmann die Resultate einer Pilotstudie mit 56 Patienten. Das klingt etwas überschwänglich, doch gingen immerhin bei 36 Prozent der Probanden die Zahl der Apnoen in Folge der Muskelstimulation deutlich zurück.

Die meisten etablierten Somnologen kommentieren diese Resultate allerdings sehr skeptisch: Noch fehle eine kontrollierte Untersuchung, die den wissenschaftlichen Standards genüge, und die Zungenhaltemuskulatur sei bei Schlafapnoikern oft bereits überlastet. Ein weiteres Training könne da manchmal mehr schaden als nutzen. Gessmann selbst räumt ein, dass Patienten mit ausgeprägtem Schlafapnoe-Syndrom und einem starken Übergewicht erst deutlich abspecken müssten, damit die Elektrostimulation schneller erfolgreich sein könne. Sie wirke bei vergleichsweise schlanken Menschen effektiver, vor allem, wenn diese keine extremen Begleitsymptome haben.

Ob sich die Muskelstimulation langfristig durchsetzt, bleibt also noch abzuwarten. Fest steht, dass Ärzte die Idee vor Jahren schon einmal testeten. Damals mit mäßigem Erfolg.

Achtung Scharlatane.
Von Mitteln und Mittelchen

Geht es um Antischnarch-Methoden, scheinen der menschlichen Phantasie keine Grenzen gesetzt. Alles was denkbar ist, wurde bereits erfunden – und so manches Undenkbare auch.

Als Begrüßung ertönt ein sonorer und gemütlich in die Länge gezogener Schnarchlaut. Alles andere als dezent läuft er vom Band, sobald man die Tür zum Schnarchmuseum Alfeld öffnet. Die akustische Einweisung ist mehr als ein Gag: Menschen, die sich mit nächtlichen Sägekonzerten nicht so gut auskennen, würden sich ansonsten vielleicht fragen, wo sie eigentlich hingeraten sind. Denn beim Blick auf die Vitrinen mit Atemmasken gegen Schlafapnoe, mit den vielfältigen Pseudomitteln von Scharlatanen oder mit modernen Geräten gegen das Schnarchen wie dem Inspire-System oder einer Antischnarch-Brille könnten sie denken, auf einer Raumfahrtausstellung, einer Messe für Sporttaucher oder in einem Scherzartikelgeschäft gelandet zu sein.

Wenn sie dann aber die zahllosen kleinen Details entdecken, die sich alle irgendwie um vibrierende Rachen drehen, lernen sie diesen Ort des Schnarchens garantiert schätzen. Dr. Josef Wirth, Schlafmediziner und Gründer dieses ersten Schnarchmuseums der Welt, präsentiert seit Februar 2000 in einem großen Raum alles Nützliche und Unnütze zum Thema Schnarchen, was er auftreiben konnte. «Es gibt bis zum heutigen Tag eine Vielfalt von Erfindungen, die sich gegen das Schnarchen richten – insgesamt wohl mehr als 400 in der Welt», sagt Wirth. Doch er warnt: «Unter diesen Mitteln sind viel zu viele, deren Produzenten den Schnarchern lediglich das Geld aus der Tasche ziehen wollen.» Oft machen Sie derart hoch gestapelte Versprechungen, dass man schon sehr verzweifelt oder gutgläubig sein muss, wenn man sich auf sie verlässt.

Ort der Unruhe. Das Schnarchmuseum

Erstaunlich, wie sich die Atemmasken gegen Schlafapnoe seit 1985 verändert haben. Damals wurde das erste dieser Geräte in Deutschland eingeführt. Im Schnarchmuseum des Alfelder Somnologen Dr. Josef Wirth kann man es noch heute bewundern. Und man kann die Maschine vergleichen mit den allermodernsten Pumpen, neben denen sie wirkt wie ein Überbleibsel aus Frankensteins Labor.

Für Schnarcher lohnt sich der Besuch dieser alles andere als angeschnarchten Ausstellung bestimmt: Verblüffend, wie viele verschiedene Formen von Nasenaufsätzen und Mundstücken es für die Beatmungsmasken gibt. Belustigend, was für verschiedene schnarchende Puppen und Kitschfiguren existieren. Bewundernswert, mit wie viel Erfindungsreichtum sich moderne Medizintechnik des Themas Schnarchen annimmt. Kaum zu glauben, was für Folterinstrumente die Schnarcher um die vorletzte Jahrhundertwende einsetzten, um sich ruhige Nächte zu verschaffen, einen maulkorbähnlichen Lederverband etwa oder absurd verschnürte Kinnbinden.

Wirths Museum eignet sich weniger für den Sonntagsausflug mit der ganzen Familie. Es richtet sich vor allem an Betroffene, deren Angehörige, Mediziner und andere Schnarch-Profis. Ihnen möchte der Schlafmediziner die unerhörte Vielfalt der Erfindungen gegen den Lärm aus dem Schlund per Anschauungsmaterial nahe bringen: «Wir hoffen, Anregungen für neue wirtschaftlich tragbare und effektive Therapiegeräte zu bieten. Und wir wollen über die Grunderkrankung Schlafapnoe aufklären, damit Scharlatane keinen Nährboden finden.»

Anschrift und Öffnungszeiten im Anhang

Gequälte Phantasie.
Viele Mittel sind aus der Not geboren

Bei den meisten Verfahren übernehmen die gesetzlichen Krankenkassen nie oder nur nach einer sorgfältigen Einzelfallprüfung die Kosten, weil die Wirkung bislang nicht belegt ist. Dennoch ändern Fachleute allmählich ihre grundsätzlich ablehnende Haltung. Viele der Antischnarch-Mittel wurden von Schnarchern selbst entwickelt. Sie haben die Methode an sich getestet und tatsächlich besser geschlafen. Deshalb gibt es manchmal auch eine kleine Gruppe nachtaktiver Baumfäller, denen das Verfahren helfen kann. Es sind jene, bei denen die Krachmacherei die gleichen Ursachen hat wie beim Erfinder selbst. Gegen krankhaftes Schnarchen und Schlafapnoe nutzen diese Methoden indes fast nie:

Kinnbinden halten den Mund verschlossen und zwingen so zur Nasenatmung, bei der das Schnarchrisiko verringert ist.

Halskrawatten, die den kritischen Bereich der Atemwege in die Länge ziehen, können ebenfalls gelegentlich das ein oder andere Weichteil am lautstarken Vibrieren hindern.

Nasenpflaster und -klammern werden zwar stark beworben und von Medien gelegentlich gepriesen, weil sie die Nasenatmung verbessern sollen. Doch die Klammern, die die Nasenflügel von innen auseinander ziehen, verkleinern die Nasenlöcher oft mehr, als sie zu erweitern. Und die Pflaster, die auf den Nasenrücken geklebt werden und wie eine Feder die Nasenflügel nach oben ziehen, vergrößern den Atemweg lediglich im Naseneingangsbereich. Beide Systeme «können das Schnarchen nur bei besonderen anatomischen Verhältnissen lindern. Und die sind selten», so Josef Wirth.

Lagerungskissen, die am Rücken angebracht werden und so zur Seitenlage zwingen, sind da schon Erfolg versprechender. Menschen, die vor allem in Rückenlage schnarchen, sollten sie ausprobieren. Allerdings gibt es deutlich preiswertere Do-it-yourself-Methoden, wie den berühmten eingenähten Tennisball.

Weckhilfen registrieren meist per Mikrophon, aber auch durch sensible Vibrationssensoren oder Atmungskontrollfühler, die Luftholversuche der Schläfer. Kaum schleichen sich verdächtige Laute ein, wecken sie den Krachmacher, der sich sein Laster so mit der Zeit abgewöhnen soll. Das Wecksignal selbst kann ein Piepston im Ohr sein, eine am Arm rüttelnde Bandage oder eine Antischnarch-Brille, die Lichtblitze aussendet. Sie helfen allerdings nur Rückenschläfern, die sich als Reaktion auf die Seite drehen und den Lärm damit abstellen können.

Ohrstöpsel: Menschen mit Schlafapnoe, deren Schlaf durch Atemaussetzer bereits gestört ist, werden sich schon beim Gedanken an Weckhilfen mit Grauen abwenden. Schließlich gehört es zum System, den Schlaf des Schnarchers zusätzlich zu stören. Deshalb profitieren letztlich nur die Partner – und für die gibt es wiederum eine preisgünstigere, simplere Alternative, die noch dazu den Schnarcher in Ruhe lässt: Ohrstöpsel.

Antischnarch-Pillen: «Effektive Medikamente gegen das Schnarchen gibt es nicht», sagt Schlafmediziner Holger Hein, der in einer Studie zeigen konnte, dass selbst das gelegentlich von Ärzten gegen obstruktive Schlafapnoe verschriebene Asthma-Medikament Theophyllin nicht wirklich hilft.

Die Sauerstofftherapie, die den Luftverlust von Schlafapnoikern ausgleichen soll, wird zwar manchmal gepriesen, ist aber sogar gefährlich: «Sie kann obstruktive Apnoen verstärken, weil die natürliche Alarmreaktion ausbleibt, mit der das Gehirn auf den Sauerstoffmangel reagiert», so Hein.

Ätherische Öle: Was ansonsten an Antischnarch-Sprays, -Tropfen, -Gurgeltinkturen oder -Ölen feil geboten wird, sind meist naturheilkundliche Mischungen, die bestenfalls ein wenig helfen, die Nase frei zu bekommen. Im Gegensatz zu Schnupfenmitteln aus der Apotheke sind die dubiosen Produkte, die oft über das Internet vertrieben werden, meist alles andere als preisgünstig. Wer Probleme mit chronisch erkälteten oder gereizten Atemwegen hat, sollte sich keinesfalls darauf verlassen, sondern zum HNO-Arzt gehen.

Rettung mit Überdruck.
Die Schlafmaske

**Gegen krank machendes Extremschnarchen gibt
es ein effektives Mittel, das sich weltweit schon
hunderttausendfach bewährt hat: die nächtliche
Überdruckbeatmung.**

«Hiermit können Sie natürlich auch gegen das Schnarchen ankämpfen», sagt Dr. Holger Hein vom Schlaflabor Großhansdorf grinsend und hält eine leicht ovale Plastikröhre empor: «Kaum zu glauben, aber das haben tatsächlich schon einige Menschen gemacht.» Die Röhre entpuppt sich als so genannter Tubus, ein Hilfsmittel, das Narkoseärzte während der Betäubung in die Luftröhre ihrer Patienten stecken. Dadurch bleibt die Luftzufuhr auf jeden Fall gesichert, selbst wenn Atem- und Halsmuskeln durch die Narkotika so stark abschlaffen, dass sie eigentlich in sich zusammenfallen und die Luftröhre dicht machen müssten.

Klar, dass ein solcher Tubus auch gegen das Schlafapnoe-Syndrom hilft. Man muss aber schon sehr hart im Nehmen sein, um sich allabendlich vor dem Einschlafen selbst zu intubieren, sprich die Plastikröhre in den eigenen Hals zu schieben – ganz abgesehen von der extremen Reizung der Atemwege, die schon nach einmaliger Vollnarkose vielen Menschen Heiserkeit und Halsweh beschert.

20 Jahre her.
Die Entdeckung der Überdruck-Therapie

Es gibt eine Methode, mit der sich die Atemwege von Extremschnarchern «schienen» lassen, wie Schlafärzte sagen, ohne dass dabei die Luftröhre auch nur berührt werden muss. Und diese Methode sicherte seit ihrem ersten Einsatz im Jahr 1981 weltweit bereits Hunderttausenden OSAS-Patienten erholsame Nächte. Damals publizierten australische Mediziner, dass man mit der so genannten «kontinuierlichen Überdruckbeatmung» sehr gut die nächtlichen Atemaussetzer von Schlafapnoikern beheben kann. Die Methode wird bis heute nach ihrem englischen Namen «Continuous Positive Airway Pressure» genannt und CPAP abgekürzt.

Dabei erzeugt eine Pumpe einen Luftstrom, der über eine Maske in die Atemwege des Patienten gepustet wird. Dieser Überdruck von vier bis maximal 20 Millibar stemmt sich wie ein unsichtbarer Tubus gegen die zusammenfallenden Weichteile und Muskeln des Rachens und hält die Luftzufuhr geöffnet. Atmen muss der Schnarcher weiterhin selbst. Es ist, als würde er seinen Kopf durch das Schiebedach eines Autos stecken und gegen den Fahrtwind anatmen.

Reden hilft.
Die Arbeit der Selbsthilfegruppen

Erst kommt die Diagnose Schlafapnoe-Syndrom, dann kommen die Fragen: Welche Kosten übernimmt die Kasse? Wie ändern sich die Nächte? Was sagt meine Partnerin? Was tun, wenn der Lärm der Pumpe mehr stört als das gewohnte Schnarchgeräusch? Muss die Atemmaske bei Operationen mit ins Krankenhaus? Was für Methoden gibt es sonst noch gegen die Atemaussetzer? Wie setze ich den Rat des Arztes um und verliere Gewicht? Welche Erfahrungen haben andere Schnarcher gemacht? Und und und ...

Doch die entscheidende Frage ist: Wer kann all diese Fragen beantworten? Natürlich andere Schwerstschnarcher, am besten richtig alte «Schnarchhasen». Und die findet man in einer Selbsthilfegruppe. Dort treffen sich Betroffene zu Infoabenden, Fragestunden, Angehörigenmeetings, sie laden sich Experten für Vorträge ein und veranstalten sogar Maskenschulen, bei denen man die CPAP-Atmung trainieren kann.

«Neuschnarcher» lernen staunend, dass sich private Krankenkassen manchmal weigern, die CPAP-Kosten zu übernehmen, dass sich Betroffene aber auf ein Gerichtsurteil berufen können (OLG Frankfurt; AZ: 7 U 249/95). Und die erfahrenen Mitleidenden wissen auch, welche Krankenkassen bis zu fünf Euro im Monat Stromkosten für das Beatmungsgerät bezahlen (z. B. BKK, Barmer Ersatzkasse). Natürlich plaudern sie auch aus dem Nähkästchen: «Weißt du noch, wie schwierig es bei meiner Vollnarkose war, den Schwestern klarzumachen, dass meine Beatmungsmaske unbedingt mit auf die Intensivstation muss und direkt nach dem Aufwachen auf meine Nase gehört?»

Viele Mitglieder einer Selbsthilfegruppe engagieren sich auch öffentlich: Sie wollen in den Medien, bei Ärzten und Krankenkassen mehr Interesse für ihre Krankheit wecken. So ist es auch den Patienten selbst zu verdanken, dass extremes Schnarchen heute als Krankheit weitgehend anerkannt ist.

Kontaktadressen im Anhang

Bestätigter Erfolg.
Maskenträger sind zufrieden

Bei 80 bis 90 Prozent der behandlungsbedürftigen Schlafapnoiker bietet sich die CPAP-Therapie als ideale Behandlungsmethode an. Und wenn die Patienten die ersten Anlaufschwierigkeiten überwunden haben und der Technik vertrauen, scheint sie auch so gut zu wirken, dass kaum jemand sie mehr missen möchte. «Nach unseren Erfahrungen tragen 80 Prozent der Patienten mit schwerer Schlafapnoe regelmäßig ihre Beatmungsmasken», sagt die Leipziger Schlafmedizinerin Dr. Andrea Bosse-Henck. Die weniger schweren Fälle hinzugerechnet, liegt die Akzeptanz in Deutschland noch immer bei 60 bis 70 Prozent.

Verglichen mit anderen Antischnarch-Methoden sind diese Zahlen erstaunlich hoch. Und sie wären noch höher, gäbe es keine Lebensgefährten: Viele Partner störe das Atemgeräusch und der hässliche Anblick des Maske tragenden Bettgenossen, berichtet Bosse-Henck: «Erst schicken sie ihren Mann aus Sorge um seine Gesundheit ins Schlaflabor – und wenn er dann mit Maske nach Hause kommt, soll er sie zurückgeben.»

Schattenseite.
Auch Masken haben Nebenwirkungen

Auch für den Schnarcher selbst können die Atmungshilfen unangenehme Begleiterscheinungen haben: Die Pumpen, die auf dem Nachttisch stehen müssen, machen Radau. Die Masken hinterlassen manchmal Druckstellen an Nase und Kopf. Sie sorgen gelegentlich für Bindehautentzündungen, weil sie undicht sind und die Augen reizen. Und der Luftstrom trocknet oft die Atemwege aus. Manche Patienten klagen auch darüber, dass ein Teil der Luft in den Magen gelangt und Bauchschmerzen auslöst. Die einzige Erklärung, warum die Betroffenen dennoch auf CPAP bauen: Im Gegensatz zu vielen anderen Mitteln scheint sie wirklich zu funktionieren.

Seriöse Studien.
Warum Ärzte den Masken vertrauen

Dafür sprechen nicht nur die Einzelfallberichte vieler Schnarcher, die – wie der Alfelder Werkzeugmacher Helmut Richter – nach der ersten Nacht mit Maske im Schlaflabor erwachen und sich wie neu geboren fühlen. Auch eine Reihe seriöser wissenschaftlicher Studien demonstriert den positiven Effekt der CPAP-Behandlung. «Die Behandlung mit der Maske ist die einzige Antischnarch-Therapie, die über so genannte plazebokontrollierte, randomisierte Studien belegt ist», sagt Professor Karl-Heinz Rühle, Chefarzt der Hagener Klinik Ambrock. «Und das ist der höchste Level wissenschaftlicher Aussagekraft.»

Ärzte aus Oxford, Großbritannien, gaben 1999 zum Beispiel jeweils gut 50 Schlafapnoikern eine Atemmaske, mal mit dem richtigen, mal mit zu niedrigem Überdruck. Doch nur die Menschen, die mit ausreichendem Druck beatmet wurden, zeigten hinterher einen deutlichen Rückgang ihrer Tagesschläfrigkeit. Im Jahr 2000 zeigten Ärzte aus Rühles Arbeitsgruppe in einer Untersuchung mit 352 Patienten, dass CPAP bereits nach zwei Tagen zu einem statistisch bedeutsamen Rückgang der Apnoehäufigkeit führt und die körperliche und geistige Leistungsfähigkeit der Patienten verbessert. Viele der Schwerstschnarcher, die vorher ihren Arbeitsplatz bedroht sahen oder gefährliche Einschlafattacken hinter sich hatten, waren nun zuversichtlich, mit diesen Problemen nicht mehr kämpfen zu müssen.

Verbesserungen.
Fortschritte in der Maskentechnik

In Deutschland kam das erste Überdruckbeatmungsgerät 1985 auf den Markt. Seine Lautstärke soll beachtlich gewesen sein. Mittlerweile sind die rund 2500 Euro teuren CPAPs bunter, schicker und vor allem leiser geworden. Insgesamt gibt es 50 verschiedene Typen. Die leisesten surren mit gerade 20 Dezibel Pumpgeräusch vor sich hin – das entspricht der Lautstärke eines Flüsterns. Gegen Druckstellen helfen individuelle Anpassung oder spezielle Gelpolster aus modernen Kunststoffen. Damit die Nasenschleimhäute nicht mehr so leicht austrocknen, wird die Druckluft mit Befeuchtern und Erhitzern auf den optimalen Feuchtigkeitsgrad und die angenehmste Temperatur gebracht.

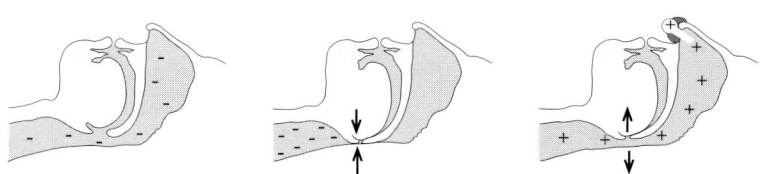

Abb. 6: Wie der Überdruck funktioniert

Gesunde Menschen haben beim Atmen viel Platz in den Luftwegen (links). Bei OSAS-Patienten verschließen sich die Atemwege oft im Schlaf (Mitte). Die nasale Überdruckbeatmung nCPAP hält die Atemwege durch einen kontinuierlichen schwachen Luftdruck offen, der aus einer Nasenmaske kommt (rechts).

Bei den meisten Schnarchern reicht eine Beatmung durch die Nasenlöcher aus, die so genannte nasale CPAP, kurz nCPAP. Die Atemmaske steckt dann wie eine zweiarmige Krake unter der Nasenspitze, sitzt wie eine Clownnase auf dem Riechorgan oder hüllt die ganze Nase in ein durchsichtiges Plastikdreieck, aus dessen Spitze ein oder zwei Schläuche heraustreten. Gehalten wird die Maske von Gummiriemen, die den Kopf umspannen.

Schnarchern, denen nachts immer wieder der Mund aufgeht, können sich mit einer Antischnarch-Kinnbinde behelfen. So genannte Vollgesichtsmasken, die Mund und Nase umfassen, sind nur nötig, wenn die Schnarcher keine dichte Verbindung zwischen Mund- und Rachenraum mehr haben. Diese Masken sind natürlich vergleichsweise unhandlich.

Wenn jemand Schwierigkeiten hat, gegen den Luftdruck auszuatmen, etwa weil er an Herzschwäche leidet oder der eingestellte Luftdruck extrem hoch ist, gibt es sogar Systeme, die beim Ausatmen einen geringeren Luftdruck erzeugen als beim Einatmen. Diese Zweistufen-Überdruckbeatmung, englisch «Bilevel Positive Airway Pressure» oder kurz BiPAP genannt, bezahlen Krankenkassen allerdings nur, wenn es anders nicht geht. Sie sind nämlich etwa 1000 Euro teurer als CPAPs.

Noch moderner sind so genannte «Autoadjust»-Geräte. Sie registrieren die Apnoehäufigkeit und passen ihren Druck automatisch an das Bedürfnis des Schnarchers an. Wie viel Probleme die «intelligenten» Apparate aber tatsächlich aus der Welt räumen, ist noch unklar. «Wir setzen das Gerät sehr selten ein», sagt etwa der Somnologe Hein. Die meisten Nebenwirkungen seien nämlich vom eingestellten Luftdruck unabhängig.

Auch wenn nicht jede Innovation sinnvoll ist, so dürfte das Schlafen mit Maske in den kommenden Jahren dennoch immer erträglicher werden. Die alles andere als «Atem-beraubende» Entwicklung der letzten 20 Jahre lässt Schnarcher auf noch ruhigere und deutlich bequemere Nächte hoffen. Vielleicht wird es in den Betten der schnarchgeplagten und verwöhnten westlichen Welt dann sogar ein bisschen wilder zugehen als zuletzt. Die Forscher des Marine-Gesundheitszentrums in Bethesda, USA, kurierten jedenfalls im Rahmen ihrer Studie über das Liebesleben von Schnarchern 32 Schlafapnoiker mit CPAP-Masken – und weckten damit auch das erlahmte Interesse am Sex.

Atemmasken bescheren der Nation also bestimmt mehr Energie und vielleicht sogar mehr Nachwuchs. Nur eines können sie nicht: Sie machen nicht die Ursachen der Schnarchkrankheit rückgängig. Wer die Maske absetzt, hat schlagartig wieder die gleiche Zahl von Atemstillständen wie zuvor.

Der scharfe Ausweg.
Operationen gegen das Schnarchen

Fast jährlich entwickeln findige Mediziner einen neuen Antischnarch-Eingriff. Doch nicht immer halten die OPs, was sie versprechen. Vor allem Extremschnarcher sollten sich sehr gut informieren, bevor sie ihren Rachen ans Messer liefern.

Die Welt kann ja so einfach sein: «Bei uns werden Schnarcher mit Hilfe eines ambulanten Verfahrens innerhalb von zwölf Minuten von ihrem Schnarchen befreit», verkündete unlängst eine deutsche Privatklinik in ihrer Pressemeldung. «Gaumensegel, Zäpfchen und Mundschleimhaut werden mit dem Laser sanft modelliert. Das Ergebnis: Der Patient ist sehr schnell fit und am nächsten Tag wieder voll einsatzfähig.»

Was nun? Sollen Sie das «Schnarchbuch» in die Ecke schmeißen? Sind Sie der «Manager mit knapp bemessener Zeit», den die Privatklinik umwirbt? Dann können Sie laut Pressemeldung all die mühsamen Tipps für ruhige Nächte vergessen. Gehen Sie zum «Experten auf dem Gebiet der Schnarchoperationen». Er wird «mit Hilfe eines Ultra-Pulse-CO_2-Laser» Ihren Rachenraum verändern. Ein kleiner Eingriff, der Sie praktisch ohne Nebenwirkungen von Ihrer nächtlichen Qual erlöst, denn in den Atemwegen «entsteht ein größerer Luftdurchlass und der Abstand zur Rachenrückwand wird erweitert». Als Folge kann angeblich mehr Luft durch den Mund strömen. Die Weichteile im Schlund flattern nicht mehr.

So viel heile Welt der Hightech-Medizin muss misstrauisch machen. Und tatsächlich sind Operationen gegen krankhaftes Schnarchen viel zu oft erfolglos, meint zum Beispiel ein so renommierter Experte wie Peter Calverley, Professor für Lungenheilkunde und ehemaliger Vorsitzender der britischen Schlafmedizingesellschaft: «Eine aktuelle Studie von mehreren HNO-Ärzten ergab, dass sich nur bei 45 Prozent der Patienten der chirurgische Eingriff gelohnt hatte.» Manche Ärzte wollten jedem Patienten helfen, kritisiert Calverley, sogar solchen, bei denen von vorneherein klar sei, dass ihrer Schnarcherei mit Operationen nicht beizukommen sei.

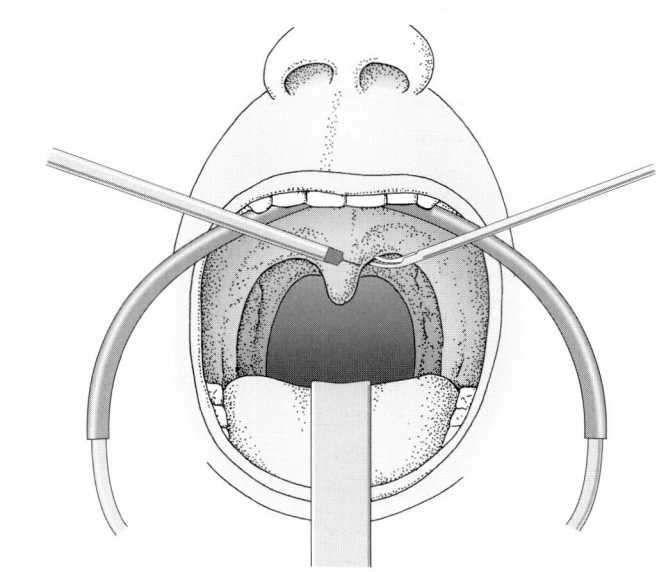

Abb. 7: Mund auf

Damit der Arzt Zäpfchen und Gaumensegel beschneiden oder mit dem Laser verschmoren kann, wird der Kiefer aufgesperrt und die Zunge nach unten gedrückt.

UPPP.
Schnippelei im Rachen

In die gleiche Kerbe wie Calverley schlagen auch die meisten deutschen Somnologen. Bevor ein Arzt operiert, muss er unbedingt die genaue Ursache und das Ausmaß des Schnarchens kennen, sagt etwa der Alfelder Dr. Josef Wirth: «Es gilt inzwischen als Kunstfehler, wenn man einfach so eine UPPP bei einem Menschen mit Schlafapnoe-Syndrom macht.» Hinter dem Kürzel UPPP verbirgt sich die etablierteste und älteste der Antischnarch-Operationen, die – halten Sie sich fest – Uvulopalatopharyngoplastik. Sie wurde 1981 von Ärzten am Henry Ford Hospital in Detroit, USA, entwickelt. Sie beschnitten mit einem Skalpell Fett und Bindegewebe an Zäpfchen, Gaumenbogen und anderen Teilen des Rachens – natürlich bei Vollnarkose.

Mehrere Studien ergaben inzwischen, dass die einschneidende und schmerzhafte OP nur bei rund der Hälfte der Menschen mit Schlafapnoe-Syndrom hilft. Oft beseitigt sie zudem nur das Schnarchen. Die nächtlichen Atemaussetzer bleiben oder verstärken sich sogar noch und damit auch die gefährlichen Begleitsymptome wie Bluthochdruck, Herzrhythmusstörungen und Tagesschläfrigkeit. «Dann fehlt den Leidenden auch noch das deutlichste Warnsignal für ihre Krankheit», kritisiert Wirth. Und wegen des Eingriffs funktioniert später vielleicht sogar die ideale OSAS-Therapie schlechter: Wenn das beschnittene Gaumensegel den Übergang vom Nasenraum zur Mundhöhle nicht mehr optimal abdichten kann, reicht die nasale Überdruckbeatmung nicht aus. Die Patienten müssen eine unangenehme Vollgesichtsmaske tragen.

LAUP.
Mit dem Laser gegen das Schnarchen

Die moderne Variante der UPPP ist die LAUP (Laser-assistierte Uvulopalatoplastik). Dabei wird statt mit dem Skalpell mit einem Laser operiert. «Ein großes Zäpfchen verkürzen wir ein wenig mit dem Laser», erklärt Dr. Michael Jaehne, HNO-Arzt am Hamburger Universitätsklinikum Eppendorf. Auch das Gaumensegel stutzen er und seine Kollegen etwas zurecht, und oft entfernen sie die Gaumenmandeln. Schließlich wird noch «verbleibendes Gewebe gestrafft». Der Lasereingriff soll weniger schmerzhaft sein, und es sollen seltener Beschwerden und Nachblutungen auftreten als bei der klassischen UPPP. Jaehne betont jedoch, dass letztlich für den Erfolg des Eingriffs nicht das Werkzeug entscheidend ist, sondern die Vorsicht des Chirurgen. Und der schnippelt oder schmort heute weit weniger wüst drauflos als in den Anfangstagen der Antischnarch-OPs.

Damals wurde einfach alles entfernt, was theoretisch im Luftstrom vibrieren und den Rachen verengen kann. Nebenwirkungen wie Schluckbeschwerden und Sprachstörungen waren folglich an der Tagesordnung. Heute untersuchen seriöse HNO-Ärzte vorher genau, was der Schnarchauslöser ist, ein vergrößertes Zäpfchen, ein schlaffes Gaumensegel, eine faltige Rachenwand oder Ähnliches, und therapieren gezielt diese Anomalie. Positiver Effekt: «Die Nebenwirkungen sind inzwischen sehr selten geworden», sagt Jaehne.

Dennoch klagen nach wie vor manche Patienten hinterher über eine nasale Sprache oder das Rückströmen von Flüssigkeiten in die Nase. Israelische Mediziner haben zudem 1999 zehn Patienten nach einer LAUP genauestens unter die Lupe genommen und bei allen krankhafte Veränderungen des Gewebes festgestellt. Weil man noch nicht wisse, wie gefährlich diese Veränderungen seien, raten die Ärzte dazu, die langfristigen Auswirkungen der neuen Methode abzuwarten, bevor man Schnarchern die LAUP empfiehlt.

UPPP und LAUP.
Wer sich operieren lassen kann

Menschen mit Schlafapnoe-Syndrom kommen nur dann für UPPP oder LAUP infrage, wenn klar ist, dass sich ihr Rachen nachts ausschließlich an jenen Stellen verschließt, die durch Messer oder Laser erweitert werden können. Weil das aber auch erfahrene Experten im Vorhinein nicht genau einschätzen können, ist der Erfolg der Operation keineswegs garantiert. Heute schlagen Ärzte Apnoikern deshalb immer zuerst den Einsatz der Beatmungsmaske vor.

Wenn Sie hingegen unerträglich laut schnarchen, aber die typischen Symptome der Schnarchkrankheit OSAS nicht an den Tag legen, spricht nichts dagegen, sich mit einem HNO-Spezialisten über den Eingriff zu unterhalten. Ist er zuverlässig, wird er Sie schon darauf aufmerksam machen, dass selbst nach den positivsten Studien nur in acht von zehn Fällen das Schnarchen durch die Operation schwächer wird. Und er wird Sie daran erinnern, dass sie die Operationskosten von bis zu 2500 Euro unter Umständen aus der eigenen Tasche bezahlen müssen. Ist mit Ihrem Schnarchen kein Gesundheitsrisiko verbunden, halten sich die Kassen beim Bezahlen nämlich gerne zurück.

Auf jeden Fall sollten Sie bei der Auswahl des Arztes darauf achten, dass er auch schlafmedizinische Erfahrung hat. Nur dann erkennt er sofort, ob Sie vielleicht doch am Schlafapnoe-Syndrom leiden, und schickt sie zur Abklärung ins Schlaflabor. Die meisten Experten pochen ohnehin darauf, dass jeder Schnarcher, der sich operieren lassen will, vorher beim Testschlaf war.

Tonsillektomie.
Mandeln raus

Manchmal hilft aber auch ein Eingriff, der viel weniger gravierend ist: So reicht es gelegentlich, die Gaumenmandeln zu verkleinern oder zu entfernen, weil sie durch eine chronische Entzündung stark geschwollen sind und den Rachen im kritischen Bereich verengen. Eine solche Tonsillotomie (Verkleinerung) oder Tonsillektomie (Entfernung) ist vor allem bei schnarchenden Kindern erfolgreich, bei denen keine geschwollenen Rachenmandeln die Nase verstopfen. Sie kann sowohl gegen simples Schnarchen als auch gegen Atemaussetzer helfen. Bei den Kleinen ist der Eingriff auch relativ unproblematisch. Erwachsene müssen dagegen eine gewisse Zeit das Bett hüten und sind für mehrere Wochen nicht belastbar, weil gefährliche Blutungen drohen.

Methode	Wie geht's?	Wann hilft's?	Anmerkungen
UPPP	Beschneidung von Uvula, Gaumen und Rachenwand	gegen primäres Schnarchen und bei bestimmten Voraussetzungen auch gegen schwaches OSAS	recht schwerer Eingriff, Nebenwirkungen möglich, nicht immer erfolgreich
LAUP	Verkürzung von Uvula und Operation des Gaumenbogens mit dem Laser	gegen primäres Schnarchen und bei bestimmten Voraussetzungen auch gegen schwaches OSAS	vergleichsweise unkompliziert und nebenwirkungsarm, langfristige Risiken noch unklar, nicht immer erfolgreich

Methode	Wie geht's?	Wann hilft's?	Anmerkungen
Tonsill-ektomie/ -otomie	Entfernung oder Verkleinerung der Gaumenmandeln	wenn geschwol-lene Gaumen-mandeln Schnarch-auslöser sind	kommt häufig bei Kindern vor
Adeno-tomie*	Entfernung der Rachenmandeln	wenn geschwol-lene Rachen-mandeln die Nase verstopfen	kommt fast nur bei Kindern vor
«Zungen-fessel»	Zunge wird mit Faden am Unter-kiefer festge-bunden	Stellenwert noch unklar, soll gegen primäres Schnar-chen und viel-leicht auch schwaches OSAS helfen	noch im Experi-mentierstadium
MMO	Chirurgische Ver-längerung des Unterkiefers	gegen OSAS, wenn Atemmaske nicht erwünscht	aufwendig und nur bei bestimm-ten Patienten hilf-reich
Septum-operation*	Begradigung der Nasenscheide-wand	gegen primäres Schnarchen bei extrem gekrümm-ter Nasenscheide-wand	nur sinnvoll, wenn behinderte Nasen-atmung Schnarch-auslöser ist
Somno-plastik (Gaumen)	Schrumpfung des Gaumen-gewebes mit hochfrequenten Wellen	gegen primäres Schnarchen	unkomplizierter Eingriff, aber noch keine Langzeit-daten vorhanden

Methode	Wie geht's?	Wann hilft's?	Anmerkungen
Somno-plastik (Zunge)	Schrumpfung der Zungenbasis mit hochfrequenten Wellen	Stellenwert noch unklar, soll gegen OSAS bei Verengung an der Zungenbasis helfen	noch im Experimentierstadium, vielleicht bei bestimmten Fällen hilfreich
Tracheo-tomie	Schlauch verbindet Luftröhre mit Öffnung im Nacken	gegen starkes, lebensbedrohliches OSAS, wenn Atemmaske versagt	extremer Ausweg, wenn sonst nichts hilft
Mini-Tracheo-tomie	wie Tracheotomie, doch mit kleiner Öffnung und geregelter Luftzufuhr	wie Tracheotomie	noch im sehr frühen Experimentierstadium

* diese Methoden wurden bereits im Kapitel «Enge Nasen. Polypen und andere Verstopfungsfaktoren» vorgestellt

Tabelle 4: Die wichtigsten Antischnarch-OPs auf einen Blick

Ob's wirklich hilft?
Faden durch die Zunge

Weil es die ideale Antischnarch-Operation indes noch nicht gibt, erfanden Schnarchärzte in den vergangenen Jahren immer neue Methoden. So empfehlen Spezialisten an einigen deutschen Kliniken seit drei Jahren einen vergleichsweise simplen Eingriff, der sich allerdings unangenehm anhört: «Wir legen in Vollnarkose einen Kunststofffaden durch die Zunge und befestigen ihn mit einer Schraube so am Knochen des Unterkiefers, dass sie im Schlaf nicht mehr nach hinten fällt», erklärt Dr. Randolf Riemann, HNO-Arzt am städtischen Krankenhaus Frankfurt Höchst.

Die mehr als 1000 Euro teure «Zungenfessel», von der man angeblich nichts spürt, empfiehlt Riemann Schnarchern, die eine zu große Zunge oder einen zu kleinen Unterkiefer haben. Ersten Nachuntersuchungen zufolge könnte sie tatsächlich gegen Dauerschnarchen und vielleicht sogar gegen OSAS helfen. Aussagekräftige Studien sind bisher aber Mangelware. Wie gut sie tatsächlich funktioniert, kann deshalb erst die Zukunft zeigen. Ihr Prinzip erinnert jedenfalls an die Aufbissschiene, die ja auch bei manchen Schnarchern wirkt.

MMO.
Knochenbrecherei verlängert Kiefer

Ebenfalls von einigen Schlafmedizinern als Alternative zur Beatmungsmaske empfohlen wird die Mandibula-Maxillo-Osteotomie (MMO). Dieser kieferchirurgische Eingriff wurde entwickelt, um zu kurz geratene Unterkiefer zu korrigieren. Der Arzt sägt die Knochen des Unterkiefers durch und verbindet sie so mit Schrauben und Platten, dass der Unterkiefer verlängert wird. Das soll dem Profil von Menschen mit stark fliehendem Kinn mehr Nachdruck verleihen. Weil diese Manipulation aber auch mehr Platz im Schlund schaffen kann, hilft sie bei Menschen mit zu kurzem Unterkiefer oft auch gegen krankhaftes Schnarchen und Schlafapnoe. Die MMO ist jedoch so aufwendig, dass Ärzte sie nur für Menschen empfehlen, die keine Überdruckmaske tragen können oder wollen.

Somnoplastik.
Mikrowelle gegen das Schnarchen

Der letzte Schrei unter den Antischnarch-Operationen kommt wie die meisten anderen Methoden aus den USA: Es ist die Somnoplastik, auch Hochfrequenztherapie genannt. Obwohl sie erst seit 1997 im Einsatz ist, wird die Methode im Land der unbegrenzten Möglichkeiten bereits als «die Behandlung der Zukunft» gehandelt, so Dr. Wendell Yarbrough, HNO-Arzt an der University of North Carolina in Chapel Hill: «Die Menschen schätzen daran, dass sie weniger

Schmerzen empfinden und dass ihr gewohntes Leben kaum unterbrochen wird.»

Der Operateur steckt bei der Somnoplastik eine Nadel jeweils für fünf Minuten an fünf verschiedene Stellen in Gaumensegel und Zäpfchen. Wie eine kleine Antenne sendet die Nadel hochfrequente, energiereiche Radiowellen aus, die das Gewebe erhitzen – übrigens das gleiche Prinzip, mit dem unsereins abends die Tiefkühl-Lasagne oder das Schlemmerfilet im Mikrowellenherd zum Kochen bringt. Die gesamte, ambulant durchgeführte Prozedur beginnt mit der lokalen Betäubung des Rachens und dauert etwa 45 Minuten. Das Gewebe, das nachts zum Lärmfaktor wird, strafft sich, schrumpft durch die Hitze zusammen und bildet innerlich Narben aus, die es versteifen lassen. So verengt es den Schlund weniger und kann nicht mehr so leicht vibrieren.

Weil die Schleimhaut nicht eingeschnitten wird, ist die Operation weitgehend unblutig, schmerzt vergleichsweise wenig und hat angeblich auch nur geringe unangenehme Nachwirkungen. Doch Vorsicht: Langfristige Beobachtungen stehen bislang natürlich noch aus. Und: Nur selten bleibt es bei einem Eingriff. Laut Yarbrough müssen Schnarcher im Mittel zweimal an die Nadel. Europäische Experten sagen sogar, dass die Prozedur generell im Abstand von jeweils sechs Wochen noch ein- bis zweimal wiederholt werden muss, um ein gutes Resultat zu erzielen.

Ähnlich wie bei der UPPP und der LAUP kommt die derzeit gängige, bis zu 500 Euro teure Somnoplastik nur für Menschen infrage, die kein schweres Schlafapnoe-Syndrom und kein extremes Übergewicht haben. Ärzte schrumpfen nämlich nur solche Rachenteile, die zwar oft das Schnarchgeräusch erzeugen, sich aber nur selten am Verschluss der Atemwege beteiligen. US-amerikanische Ärzte erweitern allerdings bereits das Einsatzfeld und piksen in andere Stellen des Nasen- und Rachenbereichs: Indem sie die Nadel durch die Nasenlöcher einführen und in die Nasenmuscheln stecken, schrumpfen sie zu große Schwellkörper, die die Nasenatmung behindern. Und indem sie in die Zungenbasis stechen, versuchen sie sogar das obstruktive Schlafapnoe-Syndrom zu kurieren.

Beide neuen Therapieansätze wurden von der amerikanischen Aufsichtsbehörde FDA bereits zugelassen. Ob die Behandlung des Schlafapnoe-Syndroms allerdings tatsächlich so viel versprechend

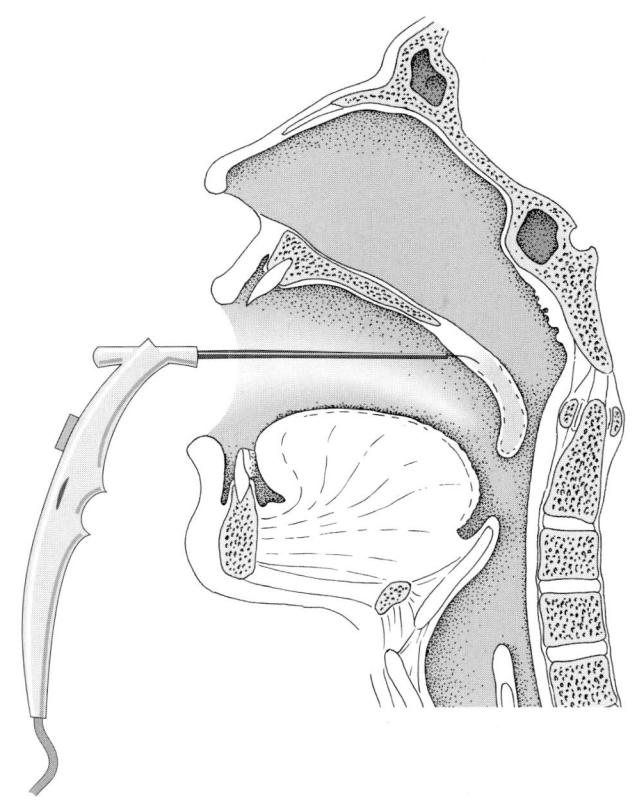

Abb. 8: Mit der Nadel gegen das Schnarchen

Bei der Somnoplastik sendet eine Nadel, die in den Gaumen gesteckt wird, hochfrequente Radiowellen aus. Dadurch erhitzt sich das überschüssige, schnarchfördernde Gewebe, wird steif und schrumpft.

ist, wie vor allem der Somnoplastiknadel-Hersteller Somnus Medical Technologies behauptet, bleibt abzuwarten. Und ein Zuckerschlecken ist die Therapie wohl auch nicht. Insgesamt sieben- bis achtmal müssen Schlafapnoiker zum Somnoplastiker, damit er die Nadel in den hinteren Teil ihrer Zunge steckt und diese schrumpfen lässt. Wenn dieser Ansatz tatsächlich funktioniert, dann vermutlich –

ähnlich wie die Aufbissschiene – nur bei Menschen mit milder Schlafapnoe, keinem extremen Übergewicht und einer Verengung der Atemwege im Bereich des mittleren Rachens.

Tracheotomie.
Die Notfallmaßnahme

Doch was tun, wenn Ärzte eine heftigere Diagnose stellen? Wenn das Schlafapnoe-Syndrom womöglich lebensbedrohlich wird und sogar Atemmasken versagen? Dann greifen Antischnarch-Chirurgen zum letzten Mittel: Sie machen einen Luftröhrenschnitt. Bei dieser Tracheotomie wird ein Schlauch durch eine Öffnung in der Luftröhre nach außen gelegt, durch den der Schnarcher Luft holen kann. Ist er wach, verschließt er die lebensrettende Luftversorgung. So kann er normal atmen, essen und sprechen. Geht er jedoch zu Bett, öffnet er den Schlauch und bekommt auch dann noch Luft, wenn die Atemwege dichtmachen.

Natürlich ist ein solcher Eingriff ein Albtraum. Wer möchte schon ein Loch am Hals haben, so groß wie ein Fünfpfennigstück? Deshalb erprobt ein internationales Forscherteam von der Universität Marburg und der Johns Hopkins University in Baltimore, USA, ob eine mildere Version des Luftröhrenschnitts auch für Schlafapnoiker geeignet ist: Bei der so genannten Mini-Tracheotomie sorgt eine winzige, nur zwei Millimeter messende Öffnung für die nächtliche Luftzufuhr. Erste Versuche ergaben, dass auch diese kleine Öffnung Apnoen überwindet, wenn ein Computer die Stärke des Luftstroms kontrolliert und mit dem Druck in der Luftröhre abgleicht. Nun wollen die Forscher den Computer durch einen nahezu unsichtbaren Mikrochip ersetzen.

Zu guter Letzt:
Strengen Sie sich an

Zum Glück geht die Antischnarch-Forschung also auch dreieinhalb Jahrzehnte nach der Entdeckung des krankhaften Sägens ungebremst weiter. Grund dafür ist natürlich nicht nur die Verzweiflung der unzähligen übermüdeten Schnarcher. Mit Antischnarch-OPs, Schlaflabors und Masken lässt sich auch viel Geld verdienen.

Wen wundert es da schon, dass die einfachen Lösungen manchmal etwas untergehen. Als genervter oder kranker Schnarcher sollte man immer auch sein Leben ändern, egal ob man sich operieren lässt oder die modernste Maske trägt. Mehr Sport, Bewegung und frische Luft, weniger Alkohol, Gewicht, Zigaretten und Stress: Das Programm kann manchen Eingriff sogar überflüssig machen. Natürlich schnarcht nicht jeder, weil er ungesund lebt. Doch sicher ist: Schnarchen erhöht die Gesundheitsrisiken zusätzlich. Tun Sie also auch etwas aus eigener Kraft für Ihre Gesundheit. Strengen Sie sich an.

Antischnarch-Programm.
Schneller Weg zur ruhigen Nacht

Noch einmal das Wichtigste in Kürze: zum Nachlesen oder Weitergeben. Und wenn Sie das Buch noch gar nicht gelesen haben, weil Sie zu ungeduldig sind: Befolgen Sie einfach die folgenden 12 Tipps. Danach haben sie bestimmt schon ein wenig mehr Ruhe und können es gemütlich durcharbeiten.

Weniger Alkohol. Verzichten Sie ab 20 Uhr auf Bier, Schnaps oder Wein.

Mehr Sport. Gehen Sie viermal wöchentlich 30 Minuten Joggen.

Mehr Grünzeug. Essen Sie häufiger Obst und Gemüse, seltener Fleisch, Wurst und Süßigkeiten.

Weniger Gewicht. Wenn Sie starkes Übergewicht haben, sollten Sie besonders gezielt etwas dagegen unternehmen.

Mehr Seitenlage. Wenn Sie in Rückenlage schnarchen, nähen Sie sich einen Tennisball in das Rückteil Ihres Schlafanzugs.

Weniger Pillen. Checken Sie alle Medikamente, die Sie nehmen. Vor allem den Einsatz von Schlaf- und Beruhigungsmitteln sollten Sie mit Ihrem Arzt überdenken.

Weniger Zigaretten. Lassen Sie endlich das Rauchen sein.

Fenster auf. Sorgen Sie für ein vernünftiges Raumklima: frische, nicht zu trockene Luft, angenehme Temperatur.

Nase auf. Tun Sie etwas gegen Ihren chronischen Schnupfen.

Weniger Stress. Nehmen Sie sich mehr Zeit für sich selbst, entspannen Sie sich bewusst vor dem Schlafengehen.

Das richtige Abendprogramm. Essen Sie spätabends nicht zu schwer, meiden Sie Koffein, Überanstrengung und zu heiße oder kalte Bäder.

Gehen Sie zum Arzt, wenn Sie sehr laut und unregelmäßig schnarchen, Bluthochdruck haben, tagsüber sehr müde sind und öfters einnicken, morgens oft wie gerädert aufwachen und sich insgesamt sehr schlapp fühlen.

Anhang

Schnarch-Glossar
Die wichtigsten Begriffe zum Thema

Adenotomie: Operative Entfernung der Rachenmandeln, meist ambulant.

AHI, Apnoe-Hypopnoe-Index: Zahl der Atemaussetzer und Phasen mit verminderter Atmung pro Schlafstunde.

AI, Apnoe-Index: Zahl der Atemaussetzer pro Schlafstunde.

Ambulante Somnografie: Der Patient nimmt ein kleines Gerät mit nach Hause, das einige Messungen während seines Schlafs vornimmt und so erste Hinweise auf Schlafstörungen ermitteln kann.

Apnoe, obstruktive: Stammt vom griechischen Wort für Windstille. Die Atemwege verschließen sich dabei für mindestens zehn Sekunden. Apnoen senken den Blutsauerstoffgehalt und rufen eine Aufwachreaktion des Gehirns hervor (Arousal), die den Schlaf fragmentiert und dadurch weniger erholsam macht.

Apnoe, zentrale: Dabei treten wegen einer Fehlsteuerung des Gehirns Atempausen auf, obwohl die Atemwege frei sind.

Aufbissschiene: Vom Zahnarzt angepasste Zahnspange, die den Unterkiefer nach vorne verlagert und so die Atemwege erweitert, hilft manchmal gegen Schnarchen und schwaches Schlafapnoe-Syndrom, ist aber oft unangenehm zu tragen.

BiPAP: Abkürzung für «Bilevel Positive Airway Pressure». Beatmungsmaske, die wie eine normale Überdruckbeatmungsmaske funktioniert, aber beim Ausatmen einen geringeren Überdruck erzeugt als beim Einatmen.

CPAP: Abkürzung für «Continuous Positive Airway Pressure». Beatmungsmaske, die in den Atemwegen einen ununterbrochenen Überdruck erzeugt, damit sie sich nicht verschließen können. Die neueste Maskengeneration passt den Druck laufend an die bestehende Neigung zu Atempausen über einen Rückkopplungsmechanismus an.

EEG, Elektroenzephalogramm: Mit Elektroden von der Schädeloberfläche abgeleitetes Hirnstrom-Muster, ist wichtig zur Erfassung der Schlaftiefe.

Esmarch-Schiene: Eine der gebräuchlichsten Formen der Aufbissschienen.

Gaumenmandel: Auch *Tonsilla palatina* genannt; sie kann sich entzünden und den Rachen verengen.

Gaumensegel: Die weiche Trennung zwischen Mund- und Nasenhöhle; schwingt oft beim Schnarchen.

Heavy snoring: Schweres Schnarchen, das zu ähnlichen Begleitsymptomen wie ein Schlafapnoe-Syndrom führt, obwohl die Atmung scheinbar kaum beeinträchtigt ist.

Hochfrequenztherapie: Siehe Somnoplastik.

Hyperplastische adenoide Vegetation: Geschwollene und wuchernde Rachenmandeln.

Hypopnoe: Dabei verengen sich die Atemwege für mindestens zehn Sekunden so stark, dass die Luftzufuhr deutlich verringert ist (mindestens 25 %). Sie führt wie eine komplette Atempause zu Aufwachreaktionen und einer Abnahme des Blutsauerstoffgehalts.

Kieferorthese: Siehe Aufbissschiene.

Laser-assistierte Uvulopalatoplastik, LAUP: Straffung und eventuell Beschneidung von vergrößertem Zäpfchen und / oder schlaffem Gaumensegel mit Laserstrahlen. Beim Schlafapnoe-Syndrom wird sie nur in Ausnahmefällen empfohlen, denn sie beseitigt oft nur das Schnarchen, nicht die Atempausen.

Leichtschlaf: Die Schlafstadien 1 und 2 sind Zwischenstufen zwischen Wachheit, REM-Schlaf und Tiefschlaf. Sie bilden mit dem Tiefschlaf den Non-REM-Schlaf.

Luftröhrenschnitt: Siehe Tracheotomie.

Mandeln: Organe im Hals-Nasen-Bereich, die als Vorposten des Immunsystems bei der Identifikation von Krankheitserregern helfen; siehe Gaumenmandel, Rachenmandel und Zungengrundmandel.

Mandibulo-Maxillo-Osteotomie, MMO: Anti-OSAS-Operation für Menschen, die keine CPAP-Maske tragen können und einen zu kurzen Unterkiefer haben, der das Schnarchen begünstigt. Der Unterkieferknochen wird zersägt und mit Schrauben und Platten so neu fixiert, dass er verlängert wird.

MSLT, Multipler Schlaflatenz-Test: Untersuchung der Tagesschläfrigkeit, bei der Menschen alle zwei Stunden im Schlaflaborbett binnen 20 Minuten einschlafen sollen. Je schneller ihnen das gelingt, desto müder sind sie.

MWT, Maintenance of Wakefulness-Test: Untersuchung der Tagesschläfrigkeit, bei der Menschen alle zwei Stunden in einem bequemen Sessel binnen 40 Minuten versuchen sollen, wach zu bleiben. Je schlechter ihnen das gelingt, desto müder sind sie.

Narkolepsie: Schlafkrankheit mit unbekannter Ursache, bei der die Schlaf-Wach-Regulation gestört ist. Es kommt tagsüber zu unwiderstehlichen Schlafanfällen.

nCPAP: Nasale CPAP, wird ausschließlich auf die Nase gesetzt.

Non-REM-Schlaf: Der Schlaf, bei dem keine Zeichen einer REM-Phase auftreten; siehe auch REM-Schlaf.

OSAHS, Obstruktives Schlafapnoe-Hypopnoe-Syndrom: Krankheit, die durch häufige obstruktive Atemaussetzer (Apnoen) und Phasen mit verminderter Atmung (Hypopnoen) verursacht wird. Definition: Mindestens 5 Apnoen oder Hypopnoen pro Schlafstunde (AHI größer 5) und Begleitsymptome wie Tagesschläfrigkeit, Bluthochdruck, Herzrhythmusstörungen und vieles mehr.

OSAS, Obstruktives Schlafapnoe-Syndrom: Die derzeit gängigste Bezeichnung für OSAHS. Sie entstand, weil man früher nur auf Apnoen und nicht auf Hypopnoen achtete.

Palatum: Der Gaumen, bestehend aus dem vorderen, harten Gaumen und dem hinteren, weichen Gaumen mit Gaumensegel und Zäpfchen.

Polypen: Gutartige Wucherungen der Nasenschleimhaut und Nasennebenhöhlen. Der Begriff wird fälschlicherweise oft auch für geschwollene Rachenmandeln gebraucht.

Polysomnografie: Testschlaf im Schlaflabor. Dabei werden möglichst viele Daten erfasst, mit deren Hilfe Somnologen Schlafstörungen ermitteln können: EEG, Schnarchgeräusche, Muskelspannung, Augen-, Körper- und Atembewegungen, Blutsauerstoffgehalt u.s.w.

Primäres Schnarchen: Normales Schnarchen, das noch keine negativen gesundheitlichen Folgen hat.

Rachenmandel: Auch Adenoid oder *Tonsilla pharyngea* genannt. Sie sind vor allem bei Kindern oft geschwollen oder so stark gewuchert, dass sie Schnarchen auslösen können.

Radiofrequenztherapie: Siehe Somnoplastik.

REM-Schlaf: Überwiegend in der zweiten Schlafhälfte vorkommende Phasen, bei denen sich die Augen schnell bewegen (REM = Rapid Eye Movement), die Muskulatur völlig entspannt ist und das Gehirn sehr aktiv ist. Sie sind vermutlich wichtig für die Entspannung und das Gedächtnis. Alle anderen Schlafstadien werden als Non-REM-Schlaf zusammengefasst.

Restless Legs Syndrom, RLS: Schlafstörung, bei der es in den Beinen kribbelt und zieht, sobald man sich im Theater, beim Fernsehen oder Einschlafen entspannt. Das Gefühl verschwindet sofort, wenn man sich bewegt.

Schlafapnoe: Siehe Apnoe.

Sedativa: Medikamente, die entspannen, beruhigen und ermüden. Sie lockern die Muskulatur und erhöhen so das Schnarchrisiko.

Septumoperation: Operative Begradigung einer gekrümmten Nasenscheidewand.

Somnografie: Schlafüberwachung. Kann ambulant oder im Schlaflabor geschehen; siehe ambulante Somnografie und Polysomnografie.

Somnologie, Somnologe: Die Schlafmedizin. Ärzte, die innerhalb der Deutschen Gesellschaft für Schlafforschung und Schlafmedizin (DGSM) einen Qualitätsnachweis erbracht haben, dürfen sich in Deutschland Somnologen nennen. In den USA gibt es bereits somnologisch ausgebildete Fachärzte.

Somnoplastik: Operative Straffung und Schrumpfung von Gaumengewebe durch Erhitzung mit hochfrequenten Radiowellen, auch Hochfrequenz- oder Radiofrequenztherapie genannt.

Tiefschlaf: Die Schlafstadien 3 und 4 überwiegen in der ersten Schlafhälfte und sind für das Gedächtnis und die Erholung sehr wichtig.

Tonsillektomie, Tonsillotomie: Operative Entfernung (-ektomie) oder Verkleinerung (-otomie) der Gaumenmandeln.

Tracheotomie: Letzte Lösung für Menschen mit extremem obstruktivem Schlafapnoe-Syndrom, bei denen die Überdruckbeatmung versagt: Die Luftröhre wird aufgeschnitten, und ein Schlauch wird eingeführt, der beim Schlafen geöffnet werden muss.

UARS: Abkürzung für «Upper Airway Resistance Syndrome» (Syndrom des erhöhten Luftwiderstands in den oberen Atemwegen). Schweres Schnarchen, bei dem häufig Phasen mit verminderter Atmung (Hypopnoen) auftreten.

Uvula: Siehe Zäpfchen.

Uvulopalatopharyngoplastik, UPPP, UP3: Antischnarch-Operation, bei der schlaffe Gaumensegel, vergrößerte Zäpfchen und die Rachenschleimhaut zurechtgestutzt werden. Nur sehr selten geeignet beim Schlafapnoe-Syndrom, denn sie beseitigt oft nur das Schnarchen, nicht die Atempausen.

Velum: Siehe Gaumensegel.

Zäpfchen: Es hängt vom Gaumensegel herab und dichtet den hinteren Mundraum beim Schlucken und Atmen ab, schwingt oft beim Schnarchen.

Zungengrundmandel: Auch *Tonsilla lingualis* genannt. Anders als die anderen Mandeln nur selten an Schnarchen und Apnoe beteiligt.

Zungenmuskeltraining: Stärkung der Zungenhaltemuskulatur mit elektrischem Strom; soll gelegentlich gegen Schnarchen und schwache Schlafapnoe helfen, weil die Zunge danach weniger leicht zurückfällt; noch nicht wissenschaftlich belegt.

Zungenretainer: Ein Hohlkörper, der vor den Zähnen sitzt und die Zungenspitze nach vorne zieht; soll gelegentlich das Schnarchen verringern, aber oft sehr unangenehm sein.

Adressen

Medizinisch wissenschaftliche Fachverbände

Hier erhalten Sie neben allgemeinen Informationen über das Schnarchen Listen mit den Anschriften zuverlässiger Schlaflabors. Diese akkreditierten Labors erfüllen notwendige Qualitätsstandards und werden regelmäßig überprüft:

Deutsche Gesellschaft für Schlafforschung und Schlafmedizin (DGSM)

Hephata-Klinik
Schimmelpfengstraße
34613 Schwalmstadt-Treysa
(Infomaterial und Adressenliste gegen Einsendung eines frankierten DIN-A5-Rückumschlags)
Internet: www.dgsm.de

Schweizerische Gesellschaft für Schlafforschung, Schlafmedizin und Chronobiologie (SGSSC)

Zentrum für Schlafmedizin
Universitätsspital Zürich
Rämisstrasse 100
CH-8091 Zürich
Internet: www.swiss-sleep.ch

Österreichische Gesellschaft für Schlafmedizin und Schlafforschung (ÖGSMSF)

Universitätsklinik für Neurologie
Anichstraße 35
A-6020 Innsbruck
Internet: www.medhost.at / org / asra

Dachorganisationen von Selbsthilfegruppen

Hier erfahren Sie unter anderem, welche Selbsthilfegruppe in Ihrer Nähe ist:

VdK-Fachverband Schlafapnoe / Chronische Schlafstörungen

Wurzerstraße 4a

53175 Bonn

Telefon: 0228 – 820930

Internet: www.vdk-schlafapnoe.de

Bundesverband Schlafapnoe Deutschland

Deipenbecktal 171

45289 Essen

(frankierten Rückumschlag beilegen)

Internet: www.bsd-web.de

Schlafapnoe e. V.

Internet-Seiten mehrerer Selbsthilfegruppen und Diskussionsforum über Schlafapnoe:

www.schlafapnoe-online.de

Das Schnarchmuseum

Wilhelm-Knigge-Straße 20

31061 Alfeld-Langenholzen

Telefon: 05181 – 829187

Internet: www.schnarchmuseum.de

Öffnungszeiten: Mi, Sa und So, 15 bis 18 Uhr.

Quellen und Literatur

Attarian: Helping patients who say they cannot sleep – practical ways to evaluate and treat insomnia. Postgraduate Medicine 107 (2000), S. 127–142.

BBC News: Sleep surgery «unlikely to work». Internet: news.bbc. co.uk, 4. 1. 2001.

Berger u. a.: Histopathological changes of the soft palate after Laser-Assisted Uvulopalatoplasty. Arch. Otolaryngol. Head Neck Surg. 125 (1999), S. 786–790.

Bixler u. a.: Effects of age on sleep apnea in men: prevalence and severity. Am. J. Respir. Crit. Care Med. 157 (1998), S. 144–148.

Bixler u. a.: Association of hypertension and sleep disordered breathing. Arch. Int. Med. 160 (2000), S. 2289–2295.

Bloch, Russi: Ist Schnarchen gefährlich? Internet-Patienteninformation des Universitätsspitals Zürich. www.usz.ch / lungenthorax / infos / osa-info.html

Chervin: Sleepiness, fatigue, tiredness, and lack of energy in obstructive sleep apnea. Chest 118 (2000), S. 372–379.

Chervin u. a.: Sleep disordered breathing in patients with cluster headache. Neurology 54 (2000), S. 2302–2306.

Csikszentmihalyi: Kreativität. Klett-Cotta 1997.

Dave, Margoliash: Song replay during sleep and computational rules for sensorimotor learning. Science 290 (2000), S. 812–816.

de Sousa: Sleep apnea more common, severe in post-menopausal women. Eurekalert, 5. 8. 2000 (www.eurekalert.org / releases / ut-sam050 800.html).

Deutsche Gesellschaft für Pneumologie: Leitlinie zu den schlafbezogenen Atmungsstörungen beim Erwachsenen (SBAS) (Langform). 5. 12. 2000.

Dobbertin, Brax: Besser schlafen ohne Schnarchen. Georg Thieme Verlag 1998.

Engleman u. a.: Effect of continuous positive airway pressure treatment on daytime function in sleep apnea / hypopnea syndrome. Lancet 343 (1994), S. 572–575.

Ficker u. a.: Are snoring medical students at risk of failing their exams? Sleep 22 (1999), S. 205–209.

Fischer, Raschke: Glukosetoleranz, Insulinresistenz und arterielle Hypertonie in Patienten mit obstruktivem Schlafapnoe-Syndrom. Pneumologie 49 (1995), Suppl. 1, S. 131–135.

Fritzenkötter: Unter der Maske hört die Schnarcherei endlich auf. Frankfurter Rundschau, 5. 2. 2000, S. M 10.

frk: Es lohnt, dicken Patienten den BMI zu erklären. Ärzte-Zeitung, 17. 11. 1999.

Gais u. a.: Early sleep triggers memory for early visual discrimination skills. Nat. Neurosc. 3 (2000), S. 1335–1339.

Gessmann: Rekrutierung der suprahyoidalen Muskulatur durch externe Elektrostimulation zur Prävention und Behandlung des Schlafapnoe-Syndroms. Verlag des PIB Duisburg 2000.

Haas: Was sollte ein an Schlafapnoe Erkrankter vor einer Operation beachten? Schlafapnoe Aktuell 10, S. 12–14.

Hein, Magnussen: Wie steht es um die medikamentöse Therapie schlafbezogener Atmungsstörungen? Somnologie 2 (1998), S. 77–88.

Hein u. a.: The therapeutic effect of Theophylline in mild obstructive sleep apnea / hypopnea syndrome: results of repeated measurements with portable recording devices at home. Eur. J. Med. Res. 5 (2000), S. 391–399.

Hu u. a.: Snoring and risk of cardiovascular disease in women. J. Am. Coll. Cardiol. 35 (2000), S. 308–313.

Hukins u. a.: Radiofrequency tissue volume reduction of the soft palate in simple snoring. Arch. Otolaryngol. Head Neck Surg. 126 (2000), S. 602–606.

Jenkinson u. a.: Comparison of therapeutic and subtherapeutic nasal continuous positive airway pressure for obstructive sleep apnoea: a randomised prospective parallel trial. Lancet 353 (1999), S. 2100–2105.

Johns: A new method of measuring daytime sleepiness: the Epworth sleepiness scale. Sleep 14 (1991), S. 540–545.

Jopp: Pausen sind out. Süddeutsche Zeitung, 20. 6. 00, S. V2/13.

kob: Der Preis der Abstinenz ist die Gewichtszunahme. Ärzte-Zeitung, 12. 6. 1997.

Konermann: Schlafapnoe und erektile Dysfunktion. Dtsch. med. Wschr. 124 (1999), S. 631–635.

Lemmer (Hrsg.): From the biological clock to chronopharmacology. Medpharm Scientific Publishers 1996.

Maquet: Sleep on it! Nat. Neurosc. 3 (2000), S. 1235–1236.

Mayo Clinic: Internet-Informationen. www.mayohealth.org / mayo

Ney: Folgesymptome wie Leistungseinbuße sollten aufhorchen lassen. Interview mit Dr. Göran Hajak. Ärzte-Zeitung, 21. 6. 2000.

NDR 2 Serviceteam: Jetzt ist Schluss! Hören Sie einfach auf zu rauchen – mit NDR 2. www.ndr2.de / service / themen / rauchen01 / index.html

Nieminen u. a.: Snoring and obstructive sleep apnea in children. Arch. Otolaryngol. Head Neck Surg. 126 (2000), S. 481–486.

Nieto u. a.: Association of sleep-disordered breathing, sleep apnea, and hypertension in a large community-based study. JAMA 283 (2000), S. 1829–1836.

nke: Was tun, wenn Kindern nachts der Atem stockt? Ärzte-Zeitung, 17. 1. 2000.

nsi: Fast jeder Zweite schläft schlecht. Frankfurter Rundschau, 6. 2. 2001, S. 23.

Penzel: Schlafstörungen und ihre Behandlungen; Ratgeber für Patienten im Internet. www.uni-marburg.de / sleep / dgsm / rat / welcome.html

Peppard u. a.: Prospective study of the association between sleep-disordered breathing and hypertension. N. Engl. J. Med. 342 (2000), S. 1378–1384.

Popovic: Atemstillstände in der Nacht. www.nhm-wien.ac.at / gehirn / stoer3.htm

Randerath u. a.: Beeinträchtigungen durch das obstruktive Schlafapnoe-Syndrom in der Selbsteinschätzung der Patienten. Dtsch. med. Wschr. 125 (2000), S. 348–351.

Reuters: Schnarchen schadet Sex. Tages-Anzeiger, Zürich, 11. 4. 1999.

Ringleb: Müde Patienten. Die Woche, 9. 2. 2000, S. 29.

Röschke, Mann: Schlaf und Schlafstörungen. Verlag C. H. Beck 1998.

Sanner: Die Anwendung intraoraler Apparaturen zur Behandlung der obstruktiven Schlafapnoe. Somnologie 3 (1999), S. 62–66.

Saum-Aldehoff: Geheime Lüste schleichen heran. Frankfurter Rundschau, 16. 9. 2000, S. 6.

Schäfer: Schnarchen, Schlafapnoe und obere Atemwege. Georg Thieme Verlag 1996.

Scheppach: Sex um 8 – und was Sie sonst noch über innere Uhren wissen sollten. Kösel-Verlag 1996.

Schmidt: Ticken wir noch richtig? Hamburger Abendblatt, 21. 6. 2000, S. 3.

Schneider u. a.: High-flow transtracheal insufflation treats obstructive sleep apnea. A pilot study. Am. J. Respir. Crit. Care Med. 161 (2000), S. 1869–1876.

Scott: The natural way to stop snoring. Orion 1995.

Seitz u. a.: Fördert Alkohol die Gesundheit? Themen, Verlag Rommerskirchen, Januar 1999.

Somnus Medical Technologies: Internet-Informationen. www.somnoplasty.org

Stickgold u. a.: Replaying the game: Hypnagogic images in normals and amnesics. Science 290 (2000), S. 350–353.

Stickgold u. a.: Visual discrimination learning requires sleep after training. Nat. Neurosc. 3 (2000), S. 1237–1238.

Sullivan u. a.: Reversal of obstructive sleep apnea by continuous positive airway pressure applied through the nares. Lancet 1 (1981), S. 862–865.

Suratt, Findlay: Driving with sleep apnea. N. Engl. J. Med. 340 (1999), S. 881–883.

ul: Übernahme der Stromkosten für Beatmungsgeräte durch die Krankenkassen. Schlafapnoe Aktuell 10, S. 11.

Van Cauter: Age-related changes in slow wave sleep and REM sleep and relationship with growth hormone and cortisol levels in healthy men. JAMA 284 (2000), S. 861–868.

Voelker: Snoring signals pregnancy risks. JAMA 283 (2000), S. 734.

Weber: Gute Nacht auf Rezept. Focus 49 (2000), S. 202–214.

Wilhelm: Träume helfen dem Gehirn beim Aufräumen. Tages-Anzeiger, Zürich, 25. 11. 1999, S. 50.

Wolffers: Kursbuch Medikamente. Byblos Verlag 1996.

Worsnop u. a.: Effect of age on sleep onset-related changes in respiratory pump and upper airway muscle function. J. Appl. Phys. 88 (2000). S. 1831–1839.

Young u. a.: The occurance of sleep-disordered breathing among middle-aged adults. N. Engl. J. Med. 328 (1993), S. 1230–1235.

Zulley, Knab: Unsere innere Uhr. Herder Verlag 2000.

Stichwortverzeichnis

Dank

Ich danke sehr herzlich den vielen Expert / innen, Schnarcher / innen und Freund / innen, die mit Fachwissen, Erfahrungen und Ideen zum Gelingen dieses Buches beigetragen haben. Ohne die erfreuliche Auskunftsbereitschaft der meisten Interviewpartner / innen wäre es nie zu Stande gekommen. Besonders viel Zeit schenkten mir Dr. Michael Jaehne, Professor Dr. Karl-Heinz Rühle und Professor Dr. Riccardo Stoohs, die vorab ganze Kapitel lasen.

Ein extra großer Dank gebührt Dr. Holger Hein und Dr. Josef Wirth. Beide brachten mir in ausführlichen Gesprächen die Welt des Schnarchens nahe und lasen zudem weite Teile des Manuskripts.

Der Autor

Peter Spork, geboren 1965, Dr. rer. nat., studierte Biologie in Marburg und Hamburg. Seit 1995 lebt er vom Wissenschaftsjournalismus, zunächst als Redakteur, später als freier Autor. Seine Auftraggeber sind u. a. «Men's Health», «Tages-Anzeiger» (Zürich) und «Die Zeit». Peter Spork lebt in Hamburg.

Astrid Christina Richtsfeld
So macht Mann brave Mädchen wild *Der ultimative Erotik-Guide*
(rororo sachbuch 60680)

Christian Buchholz /
Peter Loycke
Scheidungsratgeber von Männern für Männer
(rororo sachbuch 60861)
Dieser Band behandelt alle wesentlichen Fragen zum Thema Scheidung und Trennung. Er enthält auch Informationen über die geltenden gesetzlichen Neuregelungen zum Kindschaftsrecht und zur elterlichen Sorge.

Katharina Butz /
Detlef Icheln
Penis pur *Was Männer wissen wollen*
(rororo sachbuch 60691)
"Penis pur" ist der erste Guide, der alle Fragen über das wichtigste Körperteil des Mannes kompetent und unterhaltsam beantwortet. Katharina Butz ist freie Medizinjournalistin, Trägerin verschiedener Journalistenpreise und Autorin für "Men's Health". Detlev Icheln ist Ressortleiter der Gesundheitsredaktion von "Mens Health".

Wolfgang Melcher
Der Survival-Guide: Was echte Männer können müssen
(rororo sachbuch 60860)
Dieser Band ist nicht nur spritzig und amüsant geschrieben, er ist vor allem nützlich: Denn hier steht, wie der Knopf am Hemd leicht wieder angenäht, die neue Kollegin bald erobert und die Gehaltserhöhung gewinnbringend angelegt ist.

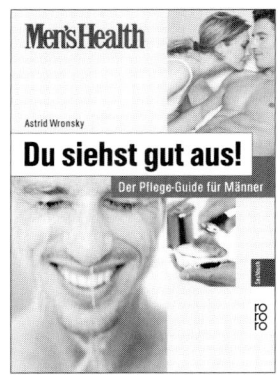

Gisbert Redecker
Sex zwischen den Ohren *Das Gehirn als erogene Zone*
(rororo sachbuch 60682)
Gisbert Redecker ist Verhaltenstherapeut. Sein Arbeitsschwerpunkt ist die Paar- und Sexualtherapie.

Astrid Wronsky
Du siehst gut aus! *Der Pflege-Guide für Männer*
(rororo sachbuch 60848)
Die Zeiten, in denen man bei den Männern außer ihrer Zahnbürste vielleicht noch einen Rasierapparat im Bad finden konnte, sind lange vorbei, denn: ein gepflegter Body ist angesagt. Aber keine Panik, Männer! Wie so oft, sind es die einfachen, kleinen Tricks, die die Attraktivität fördern. All das findet sich in diesem Pflege-Guide.

Weitere Informationen in der **Rowohlt Revue**, kostenlos im Buchhandel, und im Internet: **www.rororo.de**

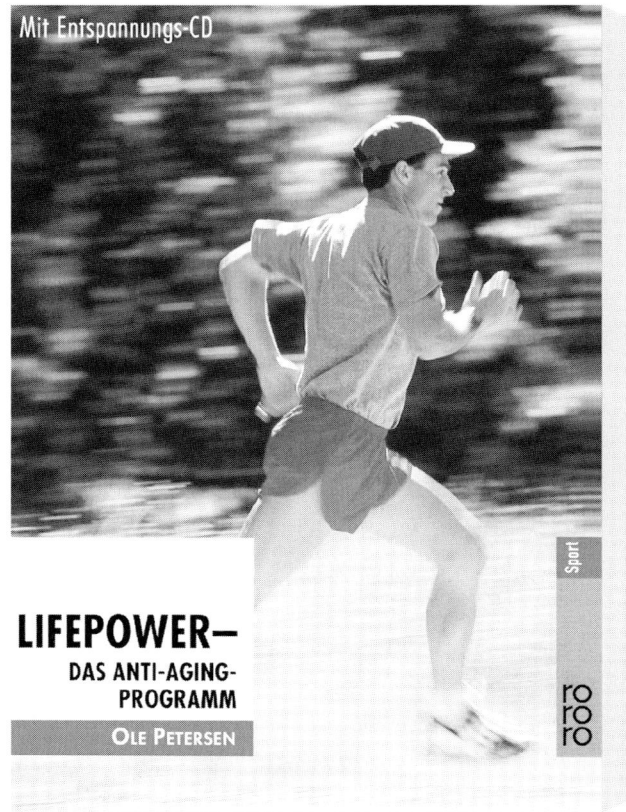

Mit Entspannungs-CD

LIFEPOWER–
DAS ANTI-AGING-
PROGRAMM
OLE PETERSEN

ro
ro
ro

Ole Petersen
Lifepower
Das Anti-Aging-Programm
Mit Entspannungs-CD (61000)

– Sie fühlen sich jünger.
– Sie sind gesünder.
– Sie bauen Fett ab.
– Sie sind resistenter.
– Sie sehen fitter aus.
– Sie sind ausgeglichener.
– Sie sind sexuell aktiver.
All dies und noch viel mehr erreichen Sie mit dem Lifepower-
Programm von Ole Petersen. Er selbst brachte es in wenigen
Jahren vom Nichtsportler zum Rekordhalter im Doppel-
Ironman – und all das mit seiner sanften und zeitsparenden
Methode: dem Drei-Säulen-Programm
Bewegung – Entspannung – Ernährung.

Die 10-Minuten-Programme
für eine tolle Figur:

**Bodytrainer
Bauch, Taille, Hüfte**
(sport 19407)
von Sabine Letuwnik

**Bodytrainer
Brust und Arme**
(sport 19408)
von Sabine Letuwnik

**Bodytrainer
Po und Beine**
(sport 19409)
von Sabine Letuwnik

Der Hantel-Krafttrainer
Die besten Übungen
(sport 61013)
von Hans-Dieter Kempf

**Der Bodytrainer. Das Programm
für Ihre Wunschfigur**
(sport 19460)
von Sabine Letuwnik
und Jürgen Freiwald

Bodytrainer Schwangerschaft
*Fit für zwei durch Bewe-
gung und Entspannung*
(sport 19461)
von Marion Appel-Schiefer

**Bodytrainer für Männer:
Bauch**
(sport 19438)
von Sabine Letuwnik
und Jürgen Freiwald

**Bodytrainer für Männer:
Fit von Kopf bis Fuß**
(sport 19439)
von Sabine Letuwnik
und Jürgen Freiwald

Bodytrainer Tubing *Der
effektive Weg zu besserer
Fitness und einer guten
Figur*
(sport 19493)
von Andreas Wnuck

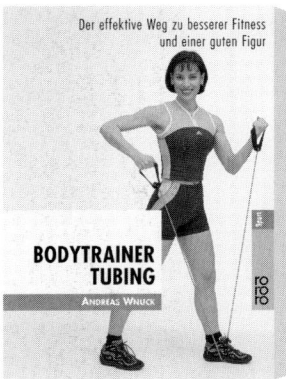

Muskeltraining
*Übungsprogramme mit
Kleingeräten*
(sport 18640)
von Johannes Mende

Power-Bodybuilding
*Erfolgreich, natürlich,
gesund*
(sport 19470)
von Berend Breitenstein

**Fit und schön mit dem
Thera-Band®**
Trainingsbuch für Frauen
(sport 19479)
von Hans-Dieter Kempf

Trainingsbuch Bauchmuskulatur
(sport 19469)
von Heinz Helge Fach

Das Bodyprogramm
*Die besten Übungen für
Kraft, Beweglichkeit und
Entspannung*
(sport 61005)
von Stefan Schönthaler

rororo sport

Weitere Informationen in der
Rowohlt Revue, kostenlos im
Buchhandel, und im **Internet:
www.rororo.de**

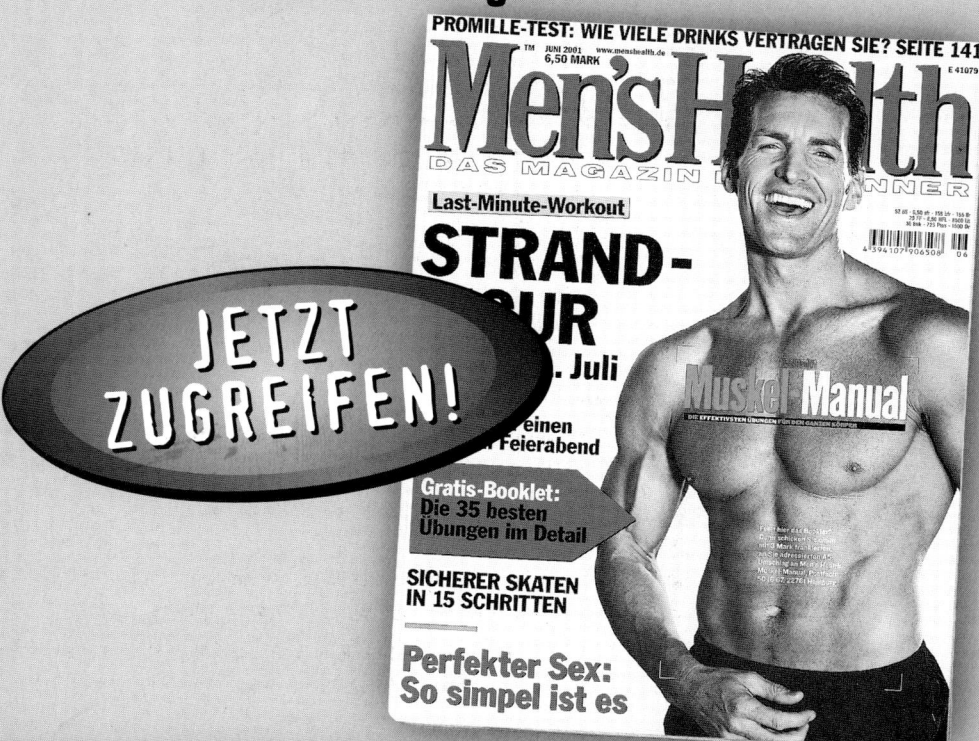